低線量被ばく KEYBOOK

正しい知識で深く理解する！

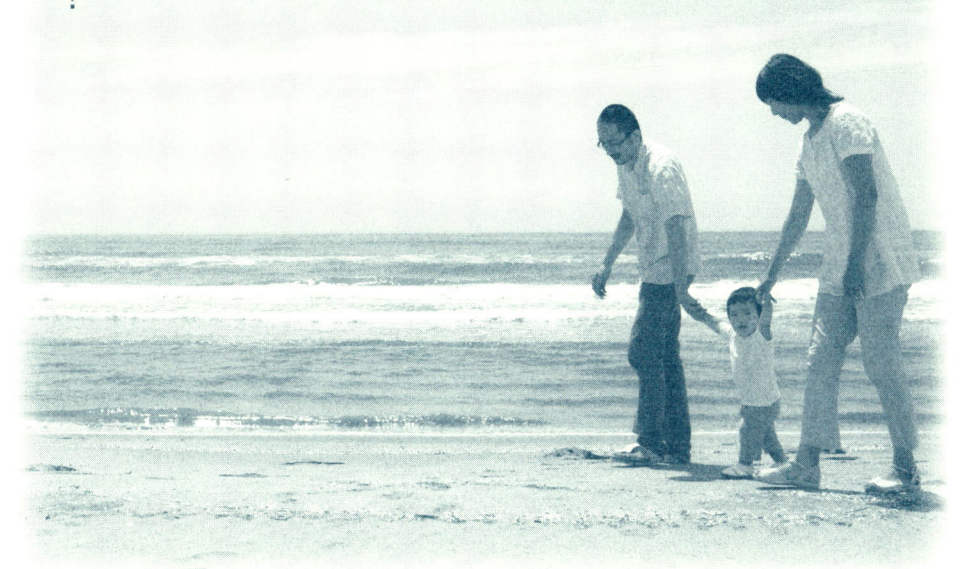

編著 東京大学医学部附属病院
放射線科准教授／緩和ケア診療部長
中川恵一

序

　本書は、二部構成になっています。第一部では、被ばくと発がんについて、わかりやすく解説を行います。多くの読者にとって、第一部だけ目を通していただければ、低線量被ばくと発がんの関係、そして、今回の福島第一原発事故による影響についておおよそ理解いただくことができると思います。講義風の解説となっており、図も多用しています。ただし、わかりやすさを重視して、詳しいデータはあえて示していないところもあり、単純化している部分もあります。

　その点、第二部は、「Rad Fan」という放射線医学の専門雑誌の低線量被ばくに関する特集号（2012年10月号[Vol.10 No.12]と2012年11月号[Vol.10 No.13]）での専門家の論文を中心にまとめています。参考文献もあり、詳細なデータにアクセスできるようになっています。第一部の解説の中でも、第二部の関連する項目を示してありますから、さらに深く知りたいと思う読者は、関心のある部分を参照していただけるようになっています。

2012年11月

中川恵一

低線量被ばく KEY BOOK 目次

序…3

第部

解説 低線量被ばくを「正しく」知る
東京大学医学部附属病院　中川恵一

「チーム中川」…8
リスクの大小…10
メディアによるものさしの破壊…12
2人に1人が、がんになる、「世界一のがん大国」日本…12
がんは老化の一種…14
がんで死なないためには？…15
放射線はがんを「わずかに増やす」…16
早期発見のカギは、「がん検診」…17
暮らしの中の放射線…17
自然被ばく…18
線量限度と国民線量…20
原発事故では、風向きが大事…21
放射性ヨウ素とセシウムが問題に…23
ベクレルとシーベルト…23
チェルノブイリでは小児の甲状腺がんだけが増えた…23
韓国女性で一番多い「甲状腺がん」…24
セシウムによる外部被ばく…26
内部被ばくと外部被ばく…26
広島・長崎の原爆による健康影響…28
避難に伴うマイナス…30
健康長寿都市ヒロシマ…32
民主主義のあり方を問う…33

第部

知識を深める─専門家による放射線リスクの解説

原爆被爆者の後障害…36
　　大久保利晃
チェルノブイリ原発事故による健康影響…46
　　高村　昇

ICRPの放射線防護体系―LNTモデルと実効線量―…52
　　　佐々木康人
LNTモデルがもたらす誤解…58
　　　長瀧重信
見直された国民線量…67
　　　鈴木敏和
低線量被ばくは本当に許容できないのか？…75
　　　鈴木　元
低線量率長期被ばくについて考える…84
　　　伴　信彦
胎児・こどもに対する放射線の影響…91
　　　島田義也、西村まゆみ、今岡達彦、臺野和広、
　　　山田　裕、武田志乃、甘崎佳子、尚　奕、柿沼志津子
内部被ばくは外部被ばくより本当に怖いのか？…100
　　　鈴木　元
浜通り地域での内部被ばくの現状―検査結果の意味するところとその限界…107
　　　坪倉正治
食品の放射能汚染推移と規制の問題点…114
　　　松永和紀
被ばくをめぐる報道のウソ…122
　　　小島正美
福島第一原発事故による放射線のリスクコミュニケーション〜これまでとこれから〜…127
　　　神田玲子
飯舘村のこれまでと"までいな"復興計画…134
　　　菅野典雄
震災がれき受け入れ表明と"鎮守の森"構想…140
　　　樋渡啓祐
全身照射後の二次発がん…145
　　　大森万美、山下英臣、中川恵一
乳房温存療法における照射範囲外の低線量評価と二次発がん…151
　　　作美　明、白石憲史郎、中川恵一
CT検査による医療被ばくの現在・過去・未来について…158
　　　森下康之、伊藤恭子

索引…165

執筆者一覧

編　集
中川　恵一　東京大学医学部附属病院 放射線科准教授／緩和ケア診療部長

執　筆（執筆順）
中川　恵一　東京大学医学部附属病院 放射線科准教授／緩和ケア診療部長
大久保利晃　放射線影響研究所
高村　　昇　長崎大学大学院 医歯薬学総合研究科 国際保健医療福祉学研究分野
佐々木康人　医療法人日高病院腫瘍センター 特別顧問
長瀧　重信　長崎大学 名誉教授、放射線影響協会 理事長
鈴木　敏和　放射線医学総合研究所 緊急被ばく医療センター
鈴木　　元　国際医療福祉大学クリニック
伴　　信彦　東京医療保健大学 東が丘看護学部
島田　義也　放射線医学総合研究所 発達期被ばく影響研究プログラム・長期低線量被ばく影響プログラム
西村まゆみ　放射線医学総合研究所 発達期被ばく影響研究プログラム・長期低線量被ばく影響プログラム
今岡　達彦　放射線医学総合研究所 発達期被ばく影響研究プログラム・長期低線量被ばく影響プログラム
臺野　和広　放射線医学総合研究所 発達期被ばく影響研究プログラム・長期低線量被ばく影響プログラム
山田　　裕　放射線医学総合研究所 発達期被ばく影響研究プログラム・長期低線量被ばく影響プログラム
武田　志乃　放射線医学総合研究所 発達期被ばく影響研究プログラム・長期低線量被ばく影響プログラム
甘崎　佳子　放射線医学総合研究所 発達期被ばく影響研究プログラム・長期低線量被ばく影響プログラム
尚　　　奕　放射線医学総合研究所 発達期被ばく影響研究プログラム・長期低線量被ばく影響プログラム
柿沼志津子　放射線医学総合研究所 発達期被ばく影響研究プログラム・長期低線量被ばく影響プログラム
坪倉　正治　南相馬市立総合病院内科、相馬中央病院内科、
東京大学医科学研究所先端医療社会コミュニケーションシステム社会連携研究部門
松永　和紀　科学ライター
小島　正美　毎日新聞社 生活報道部・編集委員
神田　玲子　放射線医学総合研究所 放射線防護研究センター
菅野　典雄　福島県飯舘村村長
樋渡　啓祐　佐賀県武雄市長
大森　万美　東京大学医学部附属病院 放射線科
山下　英臣　東京大学医学部附属病院 放射線科
作美　　明　東京大学医学部附属病院 放射線科
白石憲史郎　東京大学医学部附属病院 放射線科
森下　康之　東芝メディカルシステムズ株式会社 CT営業部 営業技術担当
伊藤　恭子　東芝メディカルシステムズ株式会社 CT営業部 アプリケーショングループ

第 1 部

解説 低線量被ばくを「正しく」知る

第一部

中川恵一
東京大学医学部附属病院

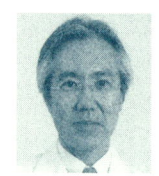

東京大学医学部医学科卒業後、1985年東京大学医学部放射線医学教室入局。社会保険中央総合病院放射線科、東京大学医学部放射線医学教室助手、専任講師を経て、現在、東京大学医学部放射線医学教室准教授。2003年より東京大学医学部附属病院緩和ケア診療部長(兼任)。この間スイスPaul Sherrer Instituteへ客員研究員として留学。英文論文などによる学術発表の他、患者/一般向けの啓蒙活動にも力を入れている。著作には、「がんのひみつ」、「死を忘れた日本人」、「放射線医が語る 被ばくと発がんの真実」(近著)など多数。毎日新聞で、コラム「がんの時代を暮らす」、週刊新潮で、「がんの練習帳」を連載中。

「チーム中川」

　私は放射線医学の医師で、日常的に放射線を30年近く扱ってきました。前立腺がんや子宮頸がんなど、多くのがんで、放射線治療は手術と同じような治癒率になります。

　放射線治療で患部に照射する放射線は、前立腺がんの場合、80シーベルト(Sv)―8万ミリシーベルト(mSv)です。もちろん全身に照射したら患者さんは亡くなってしまいますが、前立腺にだけ放射線を集中しますから、副作用はさほど起こりません。しかし、われわれ放射線を扱う医療者も、さまざまな形で被ばくします。そういう現場で長年、仕事をしてきましたから、福島の状況も、およその程度の影響なのか見当がつきます。われわれにとっては、今回のことは日常レベルのことと言ってよいからです。

　私は「毎日新聞」や「週刊新潮」で連載しているコラムで、あるいは講演会などの場で、日常生活でも自然な被ばくがかなりあること、福島第一原発事故後も放射線を過剰に恐れすぎるとかえってマイナスとなること、を指摘してきました。あるいは、ツイッターやブログで、「チーム中川」として情報発信を始め、そこで一般市民に対して、首都圏では被ばくの影響を心配する必要は全くない、福島でも十分な対策をとれば危険は少ないということを発信してきました。これは友人にすすめられて始めたのですが、最

大30万人くらいのフォロワーがいました(図1、2)。

　放射線治療は、医師と診療放射線技師とナースだけではとてもできません。私の下には理論物理や原子力工学の博士号を持った人など、放射線と関係する理学、工学の専門家もいます。したがって、私のような放射線の医学影響を語る者だけでなく、理工学の専門家もいる点で、「チーム中川」が評価されたのだと思います。福島県内においても適切な避難などをすれ

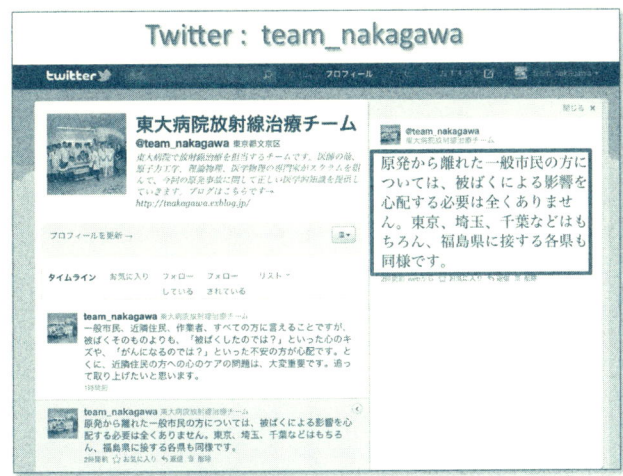

図1　東大病院放射線治療チーム:チーム中川-1

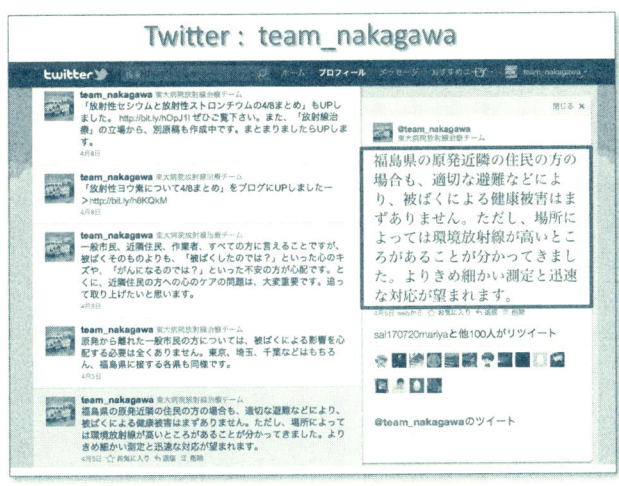

図2　東大病院放射線治療チーム:チーム中川-2

ば、被ばくによる健康被害はまずないということを、ソーシャルメディアの他、テレビや講演など、さまざまな機会に書いたり発言したりしてきました。意図的に安心させようというような気持ちは全くありません。現実がどうであるのかを、放射線の専門家集団としてお伝えしたかったということです。

　一方で、このような情報発信や活動は一部から批判されました。Googleで私の名前を検索すると、最初に出てくるのは「御用学者」であり、さらに入っていくと悪口雑言が並びます。ちなみに、私の肩書きには東京大学と放射線がついているせいか、私は「原子力ムラ」の住民であると誤解されているようです。確かに、原子力業界等から寄附を受けておられる先生方はたくさんおられましたが、私はそういった寄附や研究費は全く受けていません。

　私がなぜいろいろ情報発信してきたかというと、適切に行動しないと国民が不幸になるからです。みすみす国民が不幸になることを見ていられなかったのです。患者さんのように見えてしまったのかもしれません。その結果、家にまでいろいろな方から嫌がらせの電話がかかってくる事態になることもありました。第二部の「福島第一原発事故による放射線のリスクコミュニケーション」に詳しく書かれていますが、放射線をめぐるリスクコミュニケーションは本当に難しいと痛感します。

リスクの大小

　拙著「放射線医が語る　被ばくと発がんの真実」(ベスト新書)の中で、「福島ではがんは増えない」と書きました。これは福島第一原発事故由来の放射線によるがんは増えないということです。

　原子力発電所の安全神話などという言葉がありますが、「絶対安全」などあるわけがありません。ただ、間違いないのは、「リスクはゼロではないが、リスクには大小がある」ことです。このことを日本人は想定していません。これは日本人だけではない。例えば、アメリカでは9・11テロの後、交通事故が急増しました。年間1,000人ぐらい過剰に交通事故で亡くなった。これはテロを恐れて、長距離移動を飛行機ではなく自動車でする人が増えたからです。確率的に最も安全なのが飛行機なので、結果的に交通事故が急増してしまったのです。リスクの専門家が、小さな母集団に対して「9・11後、飛行機をやめて車で行くかどうか」を調査した結果、車で行くという人の比率と交通事故率をアメリカの人口に掛けると、ちょうど

1,000人になった。つまり予想されていたとおり1,000人が亡くなってしまったわけです。

それと同じようなことが、今回、日本でも起こり得ます。福島ではがんは増えないと言いましたが、結果的には日本でがんが増える可能性があります。避難によって生活習慣が悪化すれば、確実にがんは増えてしまいますし、後で述べる過剰診断の問題もあります。

生活の中にはさまざまなリスクがあります。生き物の最大のリスクは死ぬことですが、年間でどれだけ日本人が死ぬのかというと、総数で120万人です。死因のトップはがんで、約3割、36万人が亡くなっています。タバコが原因で亡くなる方は20万人ぐらい。自殺が3万人、大気汚染由来では3〜5万人。大気汚染について国民はあまり関心を持っていませんが、喘息や肺がんなどさまざまな影響を与えています。例えば、火力発電所は大気汚染の5分の1ぐらい影響していると思います。そういう点では、火力発電所のほうが原子力発電所よりリスクは大きいことになる。交通事故が4,600人で、その後遺症は6万人です。それでは今回の原発事故で、放射線によって何名亡くなったかと言うと、直接的な被害としてはゼロです。

それでもマスコミは騒ぎます。これはBSEやダイオキシンの時と同じです。マスコミが取り上げるリスクは、目新しいことが前提です。つまり、がんの36万人、自殺の3万人はストレートにニュースになりません。しかし、目新しければ非常にリスクの低いものでもメディアは取り上げます。したがって、国民は常にリスクに対する「ものさし」を破壊され続けることになります。

今回の事故の前の数字ですが、日本の女性に「生活の中で怖いもの」を聞いてみると、1番目は原子力で、2番目はピストル、3番目が食品保存料、4番目は抗生物質でした。現実にリスクが高いものに順位をつけると、タバコ、酒、自動車の順で、食品保存料は27位、抗生物質は29位と、きわめて安全です。リスクの見積もりを間違えると、実は先ほどの9・11テロ後のアメリカのように、交通事故が増えてしまうのです（図3）。

専門家と一般人による「危険度」の判断、どっちが正しい？
「リスク学事典 日本リスク研究学会編」(2006)から。一般女性を対象に調査

項目	客観的？ 専門家による比較	主観的？ 一般人による比較
喫煙	1位	8位
飲酒	2位	21位
自動車	3位	7位
ピストル	4位	2位
︙	︙	︙
原子力	20位	1位
︙	︙	︙
食品保存料	27位	3位
殺虫剤	28位	9位
抗生物質	29位	4位
スプレー缶	30位	20位

図3　現実のリスク

メディアによるものさしの破壊

　さて、放射線被ばくについて、ある有名な週刊誌が、「20年後の日本では、がんのほか奇形、奇病、知能低下が起こり、子供や孫に影響がある」という記事を掲載していました。実は、広島、長崎では住民の健康影響として奇形、奇病、知能低下、遺伝的な影響は認められていません。唯一観察されているのは、被爆者本人のがんの危険が増えることです。ただし、これは被ばくした放射線の量によります。さらに、この記事では「1ミリシーベルトという線量で健康被害が続出する」「福島より首都圏のほうが危険なくらいだ」と書いています。要するに、この手の雑誌は購買者が多い東京を煽ったほうが売れるのです。すべてではありませんが、メディアとはこういう傾向があるという点を常に考えておく必要があります。被ばくをめぐるメディアのあり方については、第二部の「被ばくをめぐる報道のウソ」の項が参考になります。

2人に1人が、がんになる、「世界一のがん大国」日本

　今回の事故で一般住民に起こり得る健康被害は、発がんのリスク上昇しかありません。したがって、今回の事故で問題となるのは、がんなのです。ところが、国民はがんのことを知らない。学校でも習いません。日本人はがんに関してナイーブなまま、この事態を迎えてしまった。だから、がんというものを少し知っていただく必要があるので、駆け足でおさらいします。

　日本人はいま世界一がんが増えていて、2人に1人ががんになります。ただ、2人に1人と言っても、自分だけはがんにならないという感覚を多くの日本人は持っています。要するに、がんというのは他人事なのです。男女合わせて5割ですが、男性のほうが確率が高いから、日本男子においては、がんにならない人は少数派です。しかし、学校ではがんについて全く教えないという、きわめてアンバランスな状況が続いてきました。

　日本人の死因の移り変わりを1930年から見ると、かつては結核が多かったのですが、急速に減りました。戦後、高度成長期から80年までは脳卒中がトップでしたが、これも減っていった。つまり、それまで日本人の死因のトップだったものは克服されていったのです。しかし、がんだけは戦前からひたすら増え続けてます**(図4)**。

　では、アメリカ、ヨーロッパではどうか。財政赤字と同様、これは先進

国共通の問題かと思われるかもしれませんが、そうではありません。欧米では、がん死亡が減っています。

2007年の「ウォール・ストリート・ジャーナル」1月11日号に、「ディジーズ・デバイド(がんの格差)」—日本のがん難民が困っているという記

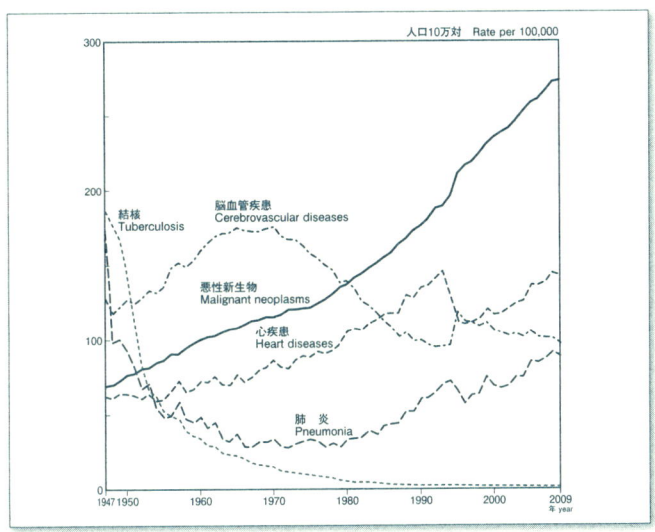

図4　原因別、人口10万人あたりの死亡数
(出典:厚生労働省「人口動態統計」)

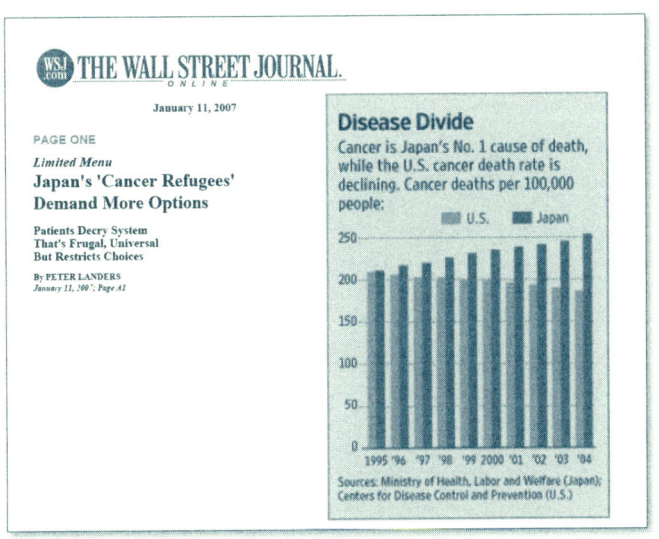

図5　日米の人口10万人あたりのがん死亡数

事が掲載されています。日米の人口10万人あたりのがん死亡数を比較すると、1995年時点ではがん死亡数はほぼ同じだったのですが、それから日本はずっと増え続けていて、アメリカは年々減っている。その結果、日米のがん死亡数の格差が広がる一方なのです。2004年までのデータですが、これは8年前ですから、いまはもっと広がってるはずです。ヨーロッパでも同様に、年率5％ぐらいずつがん死亡が減っている。先進国の中で、がん死亡数が増えている国は日本だけです。このこと自体が大問題です(図5)。

がんは老化の一種

　なぜ日本だけがこういう状況になっているのか、どうすれば減らせるのかを考えていく必要があります。がん細胞は、いま私の体の中にもみなさんの体の中にも存在します。年齢とともに毎日さまざまな要因で細胞の設計図であるDNAが傷ついて、たくさんのがん細胞が生まれています。われわれは日々、自然放射線によって被ばくしています。さまざまな要因でDNAは傷ついていきます。紙に書いた設計図も扱っているうち傷むように、物は必ず古びる。細胞の設計図であるDNAも年齢とともに傷んでいき、死なない細胞(がん細胞)ができやすくなります。
　たとえば、肺がんの細胞は、正常な肺の細胞のDNAが傷んで死ななくなったものです。一説によると、高齢になると体のさまざまなところに1日数千個もがん細胞ができると言われています。その都度、免疫細胞(リンパ球)が、できたてのがん細胞を殺してくれているのです。
　ただ、免疫監視機構は、有害なものを殺しているわけではありません。自分ではないものを殺す。私の肺がんの細胞は、もともと私の肺の細胞ですから、私の免疫から見たら自分に近いから、長く生きているとどうしても取りこぼしてしまう。逆に言うと、私のがん細胞は他の人には感染しません。他人の免疫から見たら、私のがん細胞は異物だから排除するわけです。
　免疫力も年齢とともに衰えますから、年齢とともにがん細胞が見過ごされやすくなる。そして、免疫の網の目をかいくぐって生き残った死なない細胞が分裂を繰り返して、大きくなっていくのですが、1cmになるのに最も早くて5〜10年かかります。多くのがんだと15〜25年かかります。つまり、読者のみなさんが思っているより、がん細胞の成長速度は遅いのです。
　がんとは一種の「老化」です。したがって、30代ごろから増え始めて、

あとはひたすら年齢とともに増える。そして、がんは男性に多い病気で、死亡数は女性の1.5倍です。男性にがんが多い理由は、男性のほうがタバコやお酒など"生活態度"が悪いからです。タバコがこの世からなくなると、男性のがんの3分の1がなくなるくらいタバコは影響があります。

　日本人は世界一長生きになりました。正確に言うと、女性の平均寿命は26年ぶりに香港に抜かれました。香港には中国本土のお金持ちがどんどん移り住んでおり、寿命と所得は相関するので、香港の平均寿命は延びたようです。現代の日本人の平均寿命は83歳で、女性86歳、男性80歳ですが、明治元年で35歳、大正元年では40歳でした。ここへきて急激に長生きになったのです。がんは老化ですから、日本人のがんが世界一増えたのは、世界一長生きになったことの裏返しです。

がんで死なないためには？

　さて、がんで死なないためにはどうしたらいいのかと言うと、生活習慣を改めることです。がんは生活習慣的な病気で、がんの原因の3分の2近くが生活習慣に由来します。これは非常に重要なことで、今回の被ばくの問題でも最も重要なポイントになります。逆に言うと、理想的な生活をしても、危険は3分の1残ってしまう。ここは運です。どんなに規則正しい生活をしても、若くしてがんになるケースがある。その逆もあるので、ともかく運の要素があります。

　がんの危険はなるべく減らすべきですが、運悪くがんになっても早期発見で完治させることができます。いま、がんは不治の病ではありません。全体で6割、早期がんなら9割以上が完治します。早期の胃がんや大腸がんを手術すれば100％近く治りますから、早期がんであれば怖くないのです。つまり、がんにならない生活習慣プラス早期発見が、がんで死なないための最も正しい行動です。このことは、欧米では学校できちんと教育されています。

　がんを避ける生活習慣として、タバコは吸わず、酒はひかえめにすることです。肉と塩分はひかえて、野菜、果物をとって運動する。感染の予防が大事で、ピロリ菌感染が胃がんの原因の大半です。子宮頸がんでは、性交渉に伴うパピローマウイルスの感染が原因のほぼ100％です。

放射線はがんを「わずかに増やす」

　日本人の生活習慣は、がんを増やす方向に向いていて、過去50年間で肉の消費量は10倍、栄養素の中で増えているのは脂肪だけです。逆に野菜や果物の消費量はどんどん減っていて、「ハンバーガーの国」アメリカに抜かれているのが現実です。そして、運動不足もはなはだしい。がんを避けるために何か1つだけやれと言われれば、運動をすべきです。野菜をいくらとってもがんが減るわけではない。ベジタリアンはけっこうがんが多いのです。しかし、運動は、すればするほど、がんは減ります。

　広島・長崎では、被ばく量が100〜200ミリシーベルトになると、発がんが増えてくることが確認されています。しかし、福島では99％以上の方が10ミリシーベルト以下です。半数の県民では1ミリシーベルト以内ですから、この100〜200ミリシーベルトというのは、作業者にしか起こらないような被ばくで、ものすごく高い数値です。実は、受動喫煙でも、野菜不足でも、塩分の取りすぎでも、肥満でも、お酒でも、タバコでもがんの危険は増えるわけですが、100〜200ミリシーベルトは何に相当するかと言うと、野菜不足程度なのです。

　私のような酒飲みは、放射線の被ばく量で換算すると、500〜1,000ミリシーベルトに相当します。タバコは2,000ミリシーベルト以上です。だから、タバコを吸いながら、原発事故の被ばくが怖いなんて言うのは、どう考えてもおかしいということになります。つまり、放射線はがんを増やすといっても、正確には、「増やすといっても、わずかな影響を与えるに過ぎない」ということです(図6)。

　しかし、若いお母さんが、まわりにお子さんがいるのに、タバコを吸いながら、「どこの放射線が高い」という話を子供のそばでしている光景を見たことがあります。やはり、ものさしというのは大変重要です。

放射線と生活習慣、発がんリスクを比べると…
国立がん研究センターまとめ。詳細はホームページ
http://www.noc.go.jp/jp/shinsai/

対象	比較対象 (1とした場合)	がんになる リスクの増え方
喫煙【男性】	喫煙しない【男性】	↗ 1.6倍
広島・長崎の 放射線被ばく (1000ミリシーベルト)	被ばく しない人	↗ 1.5倍
大量に飲酒	ときどき飲む	↗ 1.4倍
やせ【男性】 (BMI14.0〜18.9)	標準【男性】	↗ 1.29倍
肥満【男性】 (BMI30.0〜39.9)	標準【男性】	↗ 1.22倍
運動不足	よく運動 する人	↗ 1.15〜 1.19倍
広島・長崎の 放射線被ばく (100〜200ミリシーベルト)	被ばく しない人	↗ 1.08倍
野菜不足	よく野菜を 食べる人	↗ 1.06倍
夫が喫煙する 受動喫煙の女性	夫が喫煙 しない女性	↗ 1.02〜 1.03倍
広島・長崎の 放射線被ばく (100ミリシーベルト未満)	被ばく しない人	検出不可能

図6　放射線と生活習慣の発がんリスク

早期発見のカギは、「がん検診」

　がんで死なないためには、生活習慣プラス早期発見と言いましたが、この早期発見についても、日本人は大きく誤解しています。多分、みなさんの早期発見のイメージは、体に少しでも異変を感じたらすぐ病院に行って検査してもらうことだと思いますが、それは全くの間違いです。というのは、早期がんは症状ではわかりません。早期の肺がん、胃がん、肝臓がん、大腸がんも一切症状は出ません。つまり、がんによる症状が出た時は、少なくとも進行がん、場合によったら末期がんなのです。ですから、異変を感じてから病院に行くのではダメなのです。症状がないうちに、1、2年に1回定期的に検査をします。つまり、早期発見とは、がん検診ということです。

　つまり、がんで死なないためには、生活習慣プラスがん検診ということになります。そのことは、欧米ではきちんと教育されています。欧米各国では、例えば子宮頸がん検診は7、8割の方が受けていますが、日本では2割程度。いま国はがん検診受診率が低いと言って騒いでいますが、われわれは学校でがん検診を受けろと習っていないのです。日本は世界一のがん大国ですが、がん対策の後進国と言わざるを得ません。本来、学校で教えるべきです。私も時間があると中学校で教えていますが、これは本来、私の仕事ではありません。しかし、男性教師の中では、保健体育の先生が一番タバコを吸っているというデータもあり、がんの教育は簡単にはいきません。

暮らしの中の放射線

　この世界一のがん大国ながら、「がん対策後進国」日本で、福島第一原発事故が起こってしまったわけです。DNAを傷つけて1日5,000個だったがん細胞をそれ以上発生させる要因の1つが、放射線ということになります。放射線は、細胞の核の中にあるDNAを切断します。しかし、DNAの切断というのは、生命が地球上に誕生した38億年前からずっとありました。ずっと放射線の中で進化してきたわけです。しかも、放射線には半減期がありますから、昔になればなるほど放射線の量は高かったのです。

　われわれは毎日、食べ物によって内部被ばくしています。カリウム40という物質が天然に存在しているからです。これによって、私の体だと約5,000ベクレル(Bq)、1秒間に私の体の中から放射線が5,000発出ている

のです。毎日、放射能の量として、野菜や果物から50ベクレル分を口にします。そして、同じ分を尿として出して、平衡状態になっています。このカリウム40による被ばく量は、年間で約0.2ミリシーベルトになります。

　カリウム40の半減期は12億年だから12億年前はいまの2倍、生命が発生した頃はいまの8倍の放射能がありました。その中で生物は進化してきたわけですから、それに対応する仕組みができています。

　たとえば、放射線によって切断されたDNAを修復する仕組みがあります。しかし、それには時間がかかります。低線量率でDNAがポツポツと切れる場合には対応できるのですが、1回に大量の被ばくを受けると、同時多発的に切れることになるので影響が残ります。

　極端な例ですが、私が専門としている放射線治療では、数十シーベルトの放射線を病巣に集中することで、多くのがんで手術と同等の治癒率を得ています。白血病などで行う「全身照射」では、全身に12シーベルトもの照射を行いますから、元の病気が完治した後に、放射線によって別のがんが誘発されることがあります。放射線治療後に発生する「二次発がん」の問題は、第二部でも取り上げています。

　瞬間的に大量の被ばくをするようなケースでは、DNA傷害の修復が間に合わなくなりますから、一瞬で100ミリシーベルトなのか、1年間で100ミリシーベルトなのか、一生で100ミリシーベルトなのかで、大きく違ってくることになります。そして、原発事故の被ばくは、基本的にきわめてゆるやかな被ばくです。第二部の「低線量率長期被ばくについて考える」でも、低線量率被ばくの問題を取り上げています。

自然被ばく

　さて、自然の中に存在する放射線による被ばくを「自然被ばく」と言います。日本では大体年間2ミリシーベルトの自然被ばくをします。大地、宇宙、食べ物、空気中のラドンガスからの自然被ばくもあります。

　実は、日本は自然被ばく量(約2ミリシーベルト)が少ない国です。これはウラン鉱石など天然資源が乏しいからで、世界平均は2.4ミリシーベルトです。アメリカが約3ミリシーベルト、スウェーデンが6ミリシーベルトですから、スウェーデンで暮らしていると17歳で100ミリシーベルトを超えてしまいます(図7)。イランの温泉地ラムサールは、「ラムサール条約」が結ばれたところですが、自然被ばく量がとても多くて、ラムサールの町全体で年間平均で10ミリシーベルト、高いところは年間で260ミ

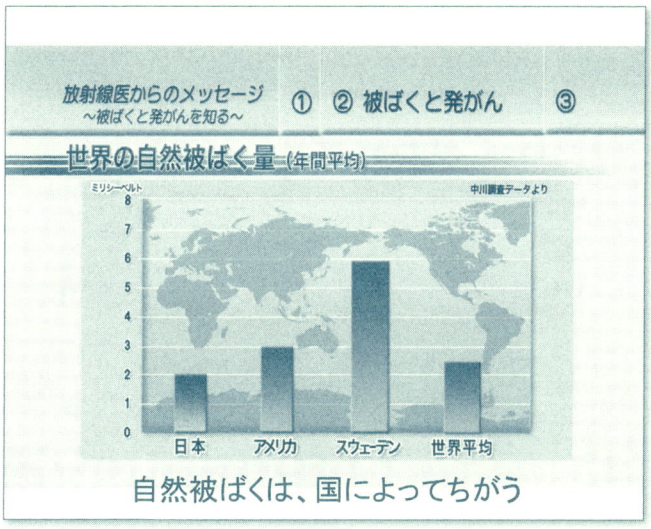

図7　世界の自然被ばく量（年間平均）

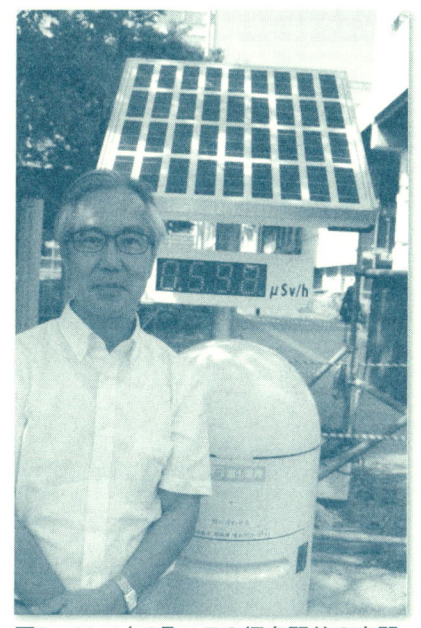

図8　2012年8月21日の福島駅前の空間線量率　0.598マイクロシーベルト/時

リシーベルトです。そういうところで普通に暮らされているのですが、住民にがんが多いというデータはありません。しかし、260ミリシーベルトを原爆のように一瞬で被ばくすれば、確実にがんは増えます。しかし、1年間なので増えていないのだろうと思います。

日本国内では、県別で放射線の量はかなり違います。2012年3月の段階で1番低かったのは青森県で、1時間あたり0.016マイクロシーベルト、2番目に低いのが岩手県で0.022マイクロシーベルト。1番高いのは、福島県以外では山口県の0.094マイクロシーベルトです。山口県と岩手県では、年間で0.072マイクロシーベルトも違いますが、山口県でがんが多いというデータはありません。私は先日福島へ行ってきたのですが、0.6マイクロシーベルトぐらいまで減ってました。これは予想以上の減り方です(図8)。

1番自然被ばくが少ないのは海面です。下に大地がないから、大地からの放射線の被ばくがないのです。そして、太陽からの「宇宙被ばく」は、大気でブロックされています。空気(の層)が1番厚いのは海面ですから、太陽から1番遠く、大気で宇宙線が1番ブロックされる海面は自然被ばくが1番少ないのです。

　逆に、上空に行くと、空気が薄くなるため被ばくが多くなります。成田―ニューヨーク間を1回往復すると、0.2ミリシーベルト。10回ニューヨークへ行くと、日本の年間の自然被ばくに達します。では、商社マンにがんが多いかというと、そんなことはありません。パイロットはもっと被ばくしますが、やはり、がんが多いとは言えません。

　宇宙に行くともっと被ばくします。この間、古川聡さんが国際宇宙ステーションから帰ってきました。彼は東大の外科医で、私もよく知っています。彼は約半年で帰ってきましたが、日本人宇宙飛行士の連続宇宙滞在期間の新記録をつくりました。では、なぜそれ以上滞在しないのかというと、宇宙空間には空気がないため、1日あたりの宇宙線による被ばくが1ミリシーベルトぐらいになるからです。1日で年間の半分の量を被ばくするから、6ヶ月で180ミリシーベルト。これは原発作業者並みの被ばくになるので、帰ってくることになるわけです。

線量限度と国民線量

　一般公衆の年間の線量限度は、1ミリシーベルトになっています。しかし、自然被ばくが2ミリシーベルトありますから、われわれは1ミリシーベルト以上に被ばくしているわけです。日本では自然被ばくは少ないのですが、病院での医療被ばくは世界で一番多く、約4ミリシーベルトぐらいあります。これだけ「放射線が怖い」と言いながら、自ら医療で被ばくしているわけで、平均的な日本人は年間約6ミリシーベルトを受けています。詳しくは、第二部の「見直された国民線量」をご覧下さい。

　そして、この一般公衆の線量限度の1ミリシーベルトという数字は、自然被ばくと医療被ばくを除いたものですから、平均的なケースは、6＋1＝7ミリシーベルトまでに被ばくを抑えようということです。ですから、「1ミリシーベルトを超えると危険だ」と言う自称専門家の発言には全く根拠がないということです。

　医療被ばくは、ここ30年間で2倍くらい増えました。この原因の多くはCTスキャン(コンピュータ断層撮影)の普及です。CT1回につき7ミリ

シーベルトぐらいの実効線量です。3回受けると、もう計画的避難区域の積算線量20ミリシーベルトを超えてしまいます。もっとも、第二部の「CT検査による医療被ばく」にあるように、CTの被ばく量は今後、大きく低減すると見られています。

　実は、世界のCTスキャナの3分の1が日本にあります。開業医の先生がCTスキャンを持っている国は、日本だけです。国民皆保険制度のおかげで「いつでもどこでも」検査を受けられる。国民皆保険制度が日本人を世界一長寿にしたと言われてきていますが、同時に、それは医療被ばくも増やしてしまいました。

　私はスイスとスウェーデンに留学しましたが、近年、スウェーデンでは医療政策の目標をいくつか挙げました。そのうちの1つが、「病院で治療を受ける必要がある人は、1週間以内に受けられるようにする」というものです。日本と違ってスウェーデンでは、いつでも病院で治療を受けられません。役所に電話して、予約日を決めなければなりません。だから、風邪で病院に行く人はいません。もう1つの目標は「治療が必要な人は、3ヶ月以内に治療を開始できるようにしよう」というものです。ヨーロッパの多くの国では半年もがんの治療を待たなければならないというのが現実なのです。

　確かにCTスキャンは、レントゲンに比べはるかに被ばく量が多いですが、病気を見つける能力は非常に高いのです。したがって、適切に使う限りは大変有用です。もちろんムダな検査はいけません。実際、いまだに毎年、会社の健康診断で20歳代の女子社員も胸部レントゲン写真を撮っています。これは労働安全衛生法で決められているのですが、結核を見つけるためにやっていると言えます。確かに昔は結核が多く、しかも、若い世代に多かったのです。樋口一葉も石川啄木の20代で亡くなりました。つまり、昔は必要だったのですが、いまのように栄養状態が良くなったら、もう要らないのです。私は医療被ばくが一概にいけないとは言いませんが、明らかにムダなことは再考すべきだと思います。労働安全衛生法は一部改定されたのですが、まだムダな被ばくの原因になっている面があると思います。

原発事故では、風向きが大事

　福島第一原発事故で放出された放射性物質、とりわけセシウムがいまの福島での高い線量の原因です。放射性物質は目に見えませんが、風と雨が重要でした。まず風は、当時北西の方向に流れていたから、飯舘村、福島

市で線量が非常に高くなりました。東京のほうにも3月15日と21日に風が放射性物質を運んできました。柏市や流山市が高いのは、この二つの風の接点になったところだからです。

新宿の放射線量の推移を見ると、3月15日に現在の福島市の線量よりも高いところまで上がりました。そのあとほとんどベースラインに戻ったのです

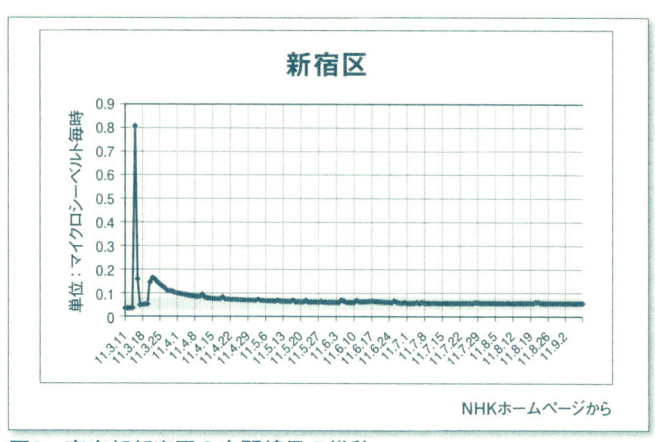

図9　東京都新宿区の空間線量の推移

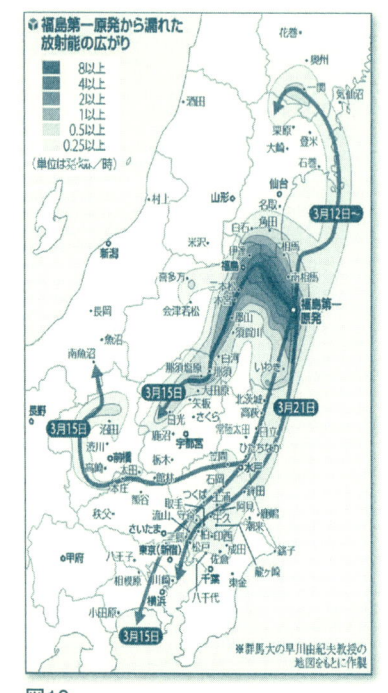

図10

が、21日にまた上がってしばらく高止まりしました。15日には雨が降らなかったから、素通りしてくれたのです。最終的には箱根まで行き、南足柄のお茶から検出されました。21日は雨が降ったので、流れてきた放射性物質が雨に溶けて地表に降り注ぎました。これが逆でなくてよかったです。15日に雨が降ったら、けっこう問題でした。運の要素は明らかにあります(図9)。

私は2011年3月以来、月に1～2度、福島に行っていますが、福島市、飯舘村、南相馬市などで測定をすると、1番高いのは飯舘村で、2番目は60キロも離れている福島市です。一方、南相馬市で測ると非常に低い。要するに、風向きが飯舘村、福島市の方向に向かったからで、南相馬市の特に海側は非常に低いことになりました。つまり、距離ではなく風向きが重要な

のです。この情報がもう少し早く避難民に伝わったらと思います(図10)。

放射性ヨウ素とセシウムが問題に

　今回の事故で放出された放射性物質は、主にヨウ素とセシウムです。ストロンチウムが横浜のマンションの屋上から出たことが一時、大きく騒がれましたが、これは原発事故とは関連がなく大気圏核実験によるものだったということです。昔は大気圏核実験をさかんにやっていました。これで成層圏まで巻き上げられたプルトニウムやストロンチウム、セシウムは地球を回りながらゆっくり全世界に落ちてきます。その降下量は、私が生まれた1960年では、いまの1,000倍です。大気圏核実験による影響と比べれば、ヨウ素とセシウム以外は全く無視できる話です。そして、ヨウ素131の半減期は8日ですから、いまもう存在しません。セシウム134と137は大体1対1の比で存在して、それぞれ半減期が2年と30年です。

ベクレルとシーベルト

　放射能の強さの単位がベクレルです。一方、人体への影響をシーベルトで換算しています。放射性物質を線香花火に喩えると、線香花火そのものが放射性物質、飛び散る火花が放射線です。そして、線香花火に火がついて火花が出る状態が、放射能があるということです。線香花火から火花が1秒間に5回出たら5ベクレルとします。しかし、火花の出方と人体への影響は、必ずしも直結しません。巨大な花火を打ち上げた時、遠くで見ていれば火傷しない。あるいは近くで見ていても、間にガラス板があれば影響がない。ベクレル、シーベルトのどちらが大事かと言えば、もちろんシーベルトです。
　別の見方で言うと、雨の降り方の強さがベクレルで、人の濡れ方がシーベルトです。そして、一般住民に起こり得る健康被害は発がんリスクの上昇しかないわけですから、シーベルトは発がんリスクの指標になります。

チェルノブイリでは小児の甲状腺がんだけが増えた

　チェルノブイリでは、小児の甲状腺がんだけが増えました。それ以外のいかなる健康被害も認められていないのが、いまの共通見解です。もちろんそうではないという方はいますが、人類の知見としては、そういうこと

になります。チェルノブイリでは、初動が遅れました。ヨウ素131は8日で半分、16日で4分の1になりますから、早く対策を打つべきでしたが、それが遅れました。もう一つは、原発が内陸にあることの影響が大きくありました。そして、流通機構から外れた自給自足の地域だったということも大きいと思います。

　ヨウ素という物質は、体にとって不可欠ですが、甲状腺ホルモンの材料としてだけ必要なのです。他には全く用途がありません。それをわれわれ日本人は、昆布などの海草から取り入れます。つまり、日本人の甲状腺細胞には常にヨウ素が満ちています。ところが、チェルノブイリは内陸にあるから、ヨウ素が欠乏します。内陸市が多いアメリカでも欠乏しがちになるから、食塩には必ずヨウ素が入っています。

　空気中に放出された放射性ヨウ素が雨に溶け、牧草につき、ウシが食べ、牛乳に入る。その牛乳を飲んだ子供たちに甲状腺がんが増えたのです。ヨウ素に飢えていたチェルノブイリの子供たちは、放射性であろうとなかろうと、物質として性質は全く同じだから、結果的には大量の放射性ヨウ素を甲状腺細胞に取り込んでしまった。その結果、6,000人の子供に小児甲状腺がんが発生し、15人が亡くなりました。しかし、6,000人中15人ですから、甲状腺がんというのは治療しやすいのです。IAEA(国際原子力機関)の2011年の声明でも、「6,000人の甲状腺がんで15人が亡くなった。それ以外の健康被害は、一般住民には認められていない」という見解です。ですから、大人には影響がありません。あるいはセシウムによる被害も観察されてないということです。

　どのくらい大量に取り込まれたかと言うと、チェルノブイリの周辺の4歳以下の子供の1パーセントが10シーベルト(10,000ミリシーベルト)以上の甲状腺の等価線量(甲状腺が受けた被ばく量)を被ばくしました。一方、福島では最大で35〜50ミリシーベルトです。桁が三つ違うのですから、福島では甲状腺がんは増えないと言えます。詳しくは、第二部の「チェルノブイリ原発事故による健康影響」をお読みください。

　なお、同じ被ばく量でも、発がんリスクの上昇は、子供の方が一般に顕著です(概ね、2〜3倍程度)。　この問題は、第二部の「胎児・こどもに対する放射線の影響」に詳しくまとめられています。

韓国女性で一番多い「甲状腺がん」

　日本では放射線による甲状腺がんは増えませんと言いましたが、結果的

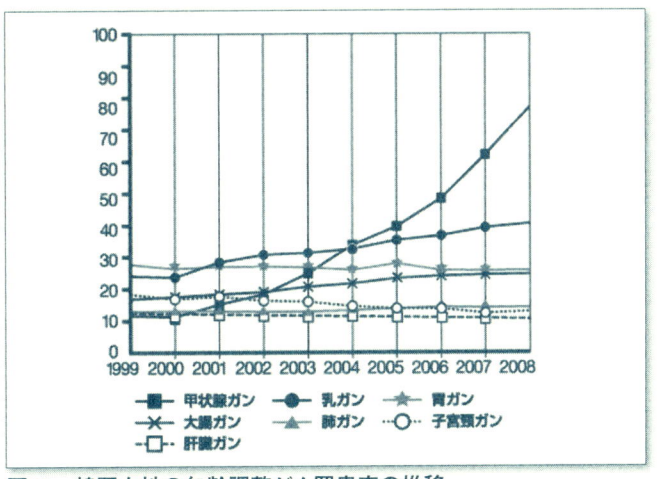

図11　韓国女性の年齢調整がん罹患率の推移
（出典：Cancer Facts & Figures 2011 in the Republic of Korea）

に甲状腺がんが増える可能性は大いにあると思って、私は心配しています。
　いま韓国の女性に一番多いがんは甲状腺がんです。日本では11位か12位で少ないのですが、韓国では2000年ぐらいから急激に増え始めました。これはまさに原発事故でも起こったような勢いです(図11)。なぜこんなことが起こったのでしょうか。
　アメリカで交通事故で亡くなった方の臓器を顕微鏡で調べると、60代男性の46％に前立腺がんがあり、40代女性では乳がんが39％にありました。そして、60代の全員から甲状腺がんが見つかりました。つまり、私にもみなさんにも甲状腺がんはあるのです。しかし、日本で甲状腺がんで亡くなっている方は約1,000人。年間総死亡数120万人ですから、ほとんどの人が墓場まで甲状腺がんを持って行っているのです。
　つまり、がんというのは、すべてがどんどん大きくなって人を死に至らしめるものばかりではないのです。日本ではがん検診受診率が2割ぐらいですが、韓国は欧米に近い6割ぐらいです。そして、乳がんの検査を超音波(エコー)でやるケースが多くなり、一通り検査したついでに甲状腺まで検査する医者が増えました。甲状腺がんは全員持っているということになれば、検査すればするほど見つかるわけです。その結果、韓国では甲状腺全摘が半年から1年待ちの状態です。つまり、必要のない手術を受けて甲状腺ホルモンを出なくして、薬を一生飲み続けるのです。韓国のがん保険では、3年ほど前から甲状腺がんには保険金を給付しなくなっています。正

しく行動しないと、こういう喜劇だか悲劇だかわからないことが起こってしまいます。

いま福島では、がん保険の加入件数がものすごく増えています。そして、子供さんだけでなく成人あるいは高齢者までが甲状腺がんを心配して検査を受ければ、韓国と同じことが起こります。がん自体は増えていないのに、がんの発見だけが結果的に増えてしまうのです。

セシウムによる外部被ばく

半減期8日の放射性ヨウ素が消滅したいま、セシウムが問題になります。1年5ヶ月前にセシウムが風に乗って各地に流れて行き、雨に溶けて降り注ぎました。セシウムはカリウムと同じくプラスイオンになるので、マイナスに帯電している土壌の表面に吸着します。土壌の表面のセシウムからγ線が出るので、除染が有効なのですが、γ線は空気中だと100mぐらい飛びます。だから、踵から頭までほとんど均一に被ばくします。それでも福島での外部被ばく量は、住民の6割が1ミリシーベルト以下で、99％は10ミリシーベルト未満と、非常に少ない。最高値は原発作業者の37ミリシーベルトでした。

このことについて、地元紙の「福島民報」は「被ばく推計　6割1ミリシーベルト未満」と報じています。要するに、少なくてよかったという主旨です。同じソースを東京の新聞はHPで「外部被ばく、最高37ミリシーベルト　福島住民調査で推計」と伝えました。この見出しでは、福島の一般住民の中に37ミリシーベルト浴びている人がいるように見えるではないですか。確かに作業者も住民ですが、作業者とはっきり書くべきですね。つまり、中央のメディアというのは常に東京を煽るから、東京にいると福島の様子がわかりにくくなるのです。

内部被ばくと外部被ばく

たとえば、同じ5ミリシーベルトの内部被ばくと外部被ばくだったら、どちらが怖いと思いますか。実は両方とも健康影響は同じです。なぜならば、シーベルトは健康影響を示す単位だからです。ただ、福島では、量としては外部被ばくのほうが多いので、どちらかと言えば外部のほうが怖いと言えます。また、セシウムの場合、内部被ばくと外部被ばくで、被ばくの様態も全く同じです。外部被ばくでは踵から頭まで全身被ばくし、内部

被ばくも食べ物から全身の細胞の中にほとんど均一に入ります。これは家畜のデータでも証明されています。

　ここで言う放射線は、物質中の原子や分子を電離する「電離放射線」です。これを浴びると体の中に電子が増加します。つまり、内部被ばくも外部被ばくも全身に電子が増えた状態になるのは、全く同じです。

　世の中には、内部被ばくが外部被ばくより600倍危険だと主張する団体があります。ECRR（欧州放射線リスク委員会）、グリンピース、緑の党などです。ECRRは公的機関とは全く関係のない市民団体ですが、科学部門のクリストファー・バズビー氏は、子供たちがカルシウムやマグネシウムを大量に補給するといいと言って、カルシウムなどが入った錠剤（サプリメント）の販売に関係していると報じられました。安価に提供するということですが、バズビー氏の写真が貼ってある容器一つ分で6,800円でした。彼はイギリス人ですが、ECRRの活動はイギリスではかなり批判されています。不思議なことに、日本ではいまだにECRRを評価している人たちがいます。また、内部被ばくをことさらに問題視する学術論文も散見されますが、データの扱いに問題があるものが多いと言えます。第二部の「内部被ばくは外部被ばくより本当に怖いのか？」が詳しく解説しています。

　セシウムについて、有機水銀と同じように体の中に沈着するというイメージを多くの方が持っているようですが、全く違います。カリウムに近い物質ですから、体の中に入ってきたものは尿として出ていきます。大人は3ヶ月で、乳児は10日で半分になります。全国の家庭で口にしているものからどのぐらい内部被ばくをするのかを測定したある調査結果では、福島県内では食品による1年間の内部被ばく量は、中央値で0.023ミリシーベルトで、ほぼゼロレベルです。関東もほぼゼロ、西日本は測定基準値以下でした。住民の1％で、外部被ばくが10ミリシーベルトを超えることを考えると、内部被ばくのほうがはるかにはるかに少ない。これはすごいことで、日本の勝利と言っていいと思います。チェルノブイリと全然違います。日本は流通機構がしっかり機能しているので、流通の中でチェックする限り、内部被ばくを心配することはありません。これは生産者も流通業者も国の指示に従ってきちんとチェックしているからです。逆に言うと、福島の山でキノコや山菜をとって食べれば、内部被ばく量はかなり上がってしまいます。福島県での内部被ばくの実状は、第二部の「浜通り地域での内部被ばくの現状」を参照して下さい。

　一方、小宮山洋子元厚生労働大臣は、食品中の放射性物質の新しい基準値の議論が始まる前の2011年10月28日に、「許容できる線量を年間1ミ

リシーベルトに引き下げることを基本として進めて行く」と表明しています。これはちょっと勇み足だと思うのですが、政治的に決めたわけです。小宮山さんは東京の世田谷が地盤です。東京のお母さん方がいろいろなメディアによって煽られ、心配して小宮山さんに訴えたのかもしれません。

　ともかく、暫定規制値が2012年の4月から5分の1になりました。肉や野菜は1kg当たり100ベクレルでアメリカの12分の1、水は1kgあたり10ベクレルでアメリカの120分の1の厳格さです。では、その結果どのくらい内部被ばくが減っているのか。厚生労働省のある推計によると、暫定規制値を継続した場合、年間で0.51ミリシーベルトだったのが、厳格化することで0.043ミリシーベルトになりました。もともと低いから、減った分は0.008ミリシーベルトで、ほとんど変わらないのです。

　しかし、厳格化の結果、福島では稲の作付けができないところも出てきてしまいました。東京主導で過剰に過剰な規制が決定され、結果的には、さらに福島の人たちが苦労するという構造になっていることは、指摘しておくべきだと思います。

　もっとも、より厳格な新基準となったせいか、内部被ばくに対する恐怖感が多少緩和されたようにも思います。食品の放射能と規制に関する問題は、第二部の「食品の放射能汚染推移と規制の問題点」をご参照下さい。

広島・長崎の原爆による健康影響

　広島・長崎のデータでは、被ばく量が100ミリシーベルトを超えるとがん死亡率が0.5％程度増えます。がん死亡リスクが、たとえば、20％から20.5％になるということです。そして、被ばく線量が増えるにつれて、リスクも直線的に増えていきます(**図12**)。しかし、100ミリシーベルト以下では、がんの増加は観察されていません。すでに述べましたが、放射線はがんを増しますが、その作用は実はわずかで、100〜200ミリシーベルトでも、野菜不足ぐらいのリスク増に相当するのです。がんの原因の3分の2は生活習慣なので、わずかな被ばくによる影響は誤差に埋没してしまいます。原爆による健康影響については、第二部の「原爆被爆者の後障害」に詳しくまとめられています。

　20ミリシーベルトでがんが増えるかどうかを証明するには、数百万人分の被ばく者データが必要ですが、そのようなデータはありません。50年間かけて10万人以上の方を観察しても、100ミリシーベルト以下では、子供さんを含めてがんが増えるかどうかわからないということは、少な

くとも大きな影響はないということです。しかし、ゼロだとは言い切れない。ある事象がないことを証明する「悪魔の証明」は非常に難しいからです。低線量被ばくの評価については、第二部の「低線量被ばくは本当に許容できないのか？」を参考にしていただきたいと思います。

もし、しきい値がわかれば、それ以下の線量では太鼓判を押せます。ところが、データがないからわからない。だったら、安全側に立って、しきい値をないものとして、100ミリシーベルト以下も直線的につなげてしまおうというのが、いまの「直線しきい値なしモデル」(LNTモデル)です。このモデルは、「100ミリシーベルトより下についても、しきい値がないと考えたほうがより安全だ」という安全哲学(ポリシー)と、100ミリシーベルト以上ではがんが直線的に増えるという科学データの融合なのです(図13)。

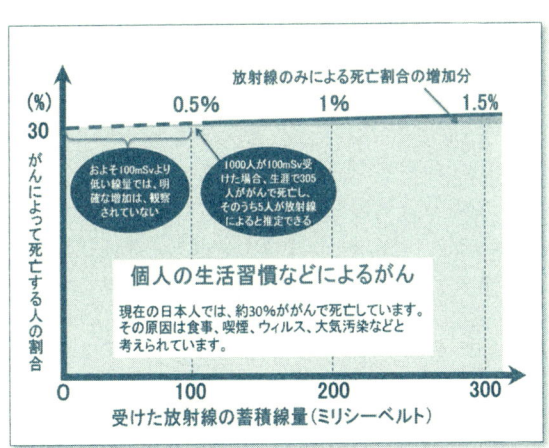

図12　年間で100ミリシーベルトまでゆっくりと被ばくした場合のがん死亡
（出典:放射線医学総合研究所ホームページ 放射線被ばくに関するQ&A／http://www.nirs.go.jp/information/qa/qa.php）

ちなみに低線量率被ばくの評価を行った動物実験があります。オス500匹、メス500匹のマウスに放射線を1日22時間、400日かけて、総線量が20ミリシーベルト、400ミリシーベルト、8,000ミリシーベルトになるまで照射しました。非照射と各群のデータを比較した結果、照射していないマウスに対して、自然放射線レベルの約10倍に相当する20ミリグレイ、原爆被爆者の平均被ばく線量に相当する400ミリグレイでも、オスでは寿命は短縮しませんでした。ただ、発がんが確実視される8,000ミリグレイとメスの400ミリグレイでは、寿命は少し短くなりました。

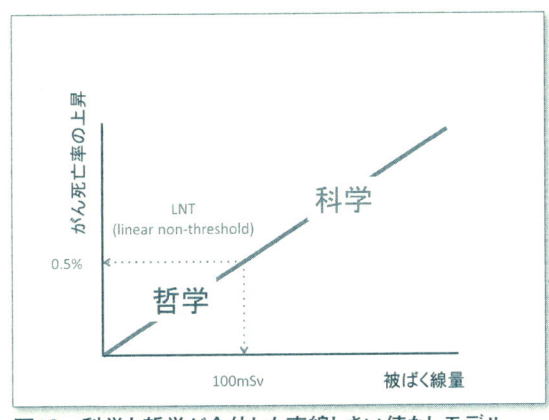

図13　科学と哲学が合体した直線しきい値なしモデル

29

しきい値が存在する可能性を示唆するデータとも言えますが、人間でしきい値の存在を証明することはできないのです。

内閣官房参与を務めた専門家が、福島県内の学校で屋外活動を制限する放射線量が「年間20ミリシーベルト」と決定されたのに抗議して辞任しました。20ミリシーベルトでは危険であるような言い方をしたので、多くの国民がそれに科学的なデータがあると思ってしまったことは、非常に残念だったと思います。

ICRP(国際放射線防護委員会)がこのモデルを提唱していますが、この「直線しきい値なしモデル」に従えば、わずかな被ばくでもがんが増えることになるわけです。なお、ICRPについて、御用集団などと言われますが、そんなことは全くありません。学者が手弁当的に活動している公正な学術団体です。

実は、ICRPは「10ミリシーベルト以下では、大きな被ばく集団ですら、がん罹患率の増加は見られない」と言っています。これは「直線しきい値なしモデル」に一見、矛盾しますが、10ミリシーベルト以下のわずかな被ばくでは、発がんの増加を統計的に確認することはできないということです。つまり、福島ではがんの増加を確認することはできないと言えます。ICRPの考え方、LNTモデルとその問題点は、第二部の「ICRPの放射線防護体系」、「LNTモデルがもたらす誤解」を参考にして下さい。

避難に伴うマイナス

福島第一原発の事故による放射線被ばくによっては、住民のがんは増えないと言えますが、現実には避難による死亡者が増えると、私は思います。高齢入所者を避難させると、死亡率は3〜5倍になるからです。

飯舘村の老人ホームは、村役場の隣にあります。昨年4月に行ったのですが、全村避難となり、ここからも避難することになっていました。平均年齢86歳、寝たきりもけっこう多いのです。このくらいの年齢になると、被ばくによってがん細胞が余計に発生して、それが1cmになるのに、多くのがんで、20年もかかります。だから、被ばくの問題は多くの入所者には関係ないと言えます。

こういう方たちを避難させたらどうなるでしょうか。それでも、飯舘村の菅野典雄村長に対して、避難が遅かったという批判が村人からも出ています。しかし、あえて避難の準備に時間をかけたのです。というのは、村長の義理のお母さんが、南相馬市の老人ホームに入所していて、取るものも取りあえず避難となりました。そのことによって、義理のお母さんは2

週間後にお骨になって帰ってきました。高齢者の避難というのは、一見ヒューマニズムに則っているようですが、全く違うのです。詳しくは、第二部での「飯舘村のこれまでと"までいな"復興計画」をお読み下さい。

　今、飯舘村では、このホームと少しの例外を除いて全て村の外に出ています。6割方が福島市に避難していますが、昼間から酒を飲んでいる男性もいます。それから、パチンコ屋が急増していて、どこも満員です。そして、鬱の方が増えている。喫煙率も非常に高い。のびのび暮らしていた飯舘の村民が、狭い仮設でストレスを抱えて、生活習慣も悪くなっています。こうした環境では、確実にがんが増えると思います。がんを増やさないために避難したのに、かえって、がんが増えてしまうことになります。

　避難によるマイナスは、チェルノブイリでもある程度実証済みです。1986年のチェルノブイリ事故では、強制避難のレベルを、最終的には年間5ミリシーベルトまで下げました。一方、福島は20ミリシーベルトです。はるかに厳しくやったチェルノブイリのほうが良いように思われるかもしれません。しかし、現実に起こったことは──事故だけでなく、ペレストロイカ、ソ連崩壊があったのですが──、1986年を境にチェルノブイリ周辺各国の男性の平均寿命は7歳下がりました。そして、強制移転先から勝手に帰ってきてしまう人がけっこういて、彼らは避難した人より6歳長生きしたというデータもあると言います。それほど、避難生活というのは過酷なのです(図14)。

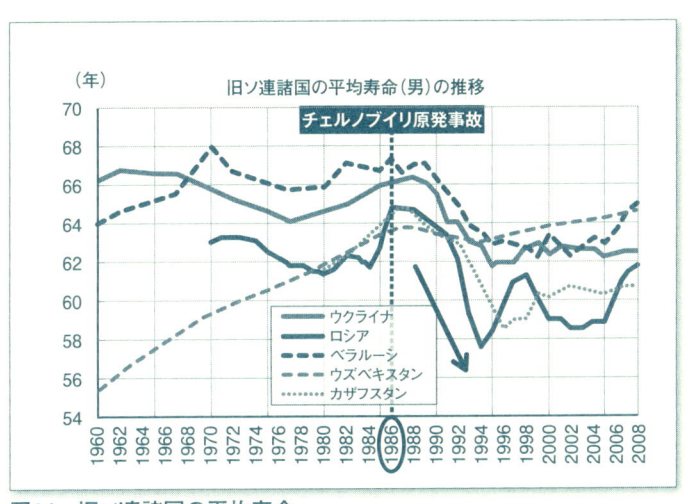

図14　旧ソ連諸国の平均寿命
（出典：社会実状データ図録 http://www2.ttcn.ne.jp/honkawa/8985.html）

健康長寿都市ヒロシマ

　一方、政令指定都市の中で、広島市の女性は最も長寿です(平成17年度)。もちろん、放射線によって長寿になったわけではありません。放射線による影響というのは、実はそれほど大きくありません。広島市の初期死亡者は14万人、被爆生存者は22万人くらいですが、被ばくによる過剰発がんは、広島・長崎で、合計1,900名程度と見積もられています。2シーベルト以上の被ばく者は全体の0.7％程度で、半数が亡くなる4シーベルトを超える方はほとんどいないはずで、被爆者の死亡原因のほとんどが爆弾そのものによる死亡です。

　一方、被ばく者手帳を持つ方は現在22万人程度(全国)ですが、昭和55年には最大の37,226人(全国)になりました。被爆生存者の約半数を対象とした健康調査をはじめ、他の都市と比べてはるかに厳密な健康管理がなされたと言えるでしょう。がん登録の発祥の地も広島です。日本の国民皆保険制度の究極の姿が広島市にあったと言えるのではないでしょうか。このことが、広島市の健康長寿化の背景だと思います。実際、被爆後に広島・長崎市に入った「入市被爆者」では、全国平均より長寿というデータもあります(図15)。

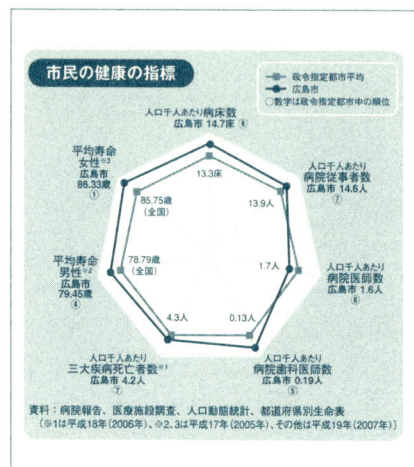

図15　広島市は健康長寿都市

民主主義のあり方を問う

　最後に触れておきたいのは、民主主義のあり方についてです。たとえば、那覇では毎年、青森の雪を自衛隊のヘリで運んで、雪遊びイベントをやっていましたが、2012年の2月は、一部の市民の大きな声によって、イベントが中止になる事件が起こりました。本当のところ、沖縄のお母さんたちの大多数は、雪を運んでほしかったはずです。しかし、説明会にはふつうの沖縄住民などはまず来ませんから、市民運動家の意見で多数決が行われてしまったわけです。いま"サイレントマジョリティ"に対して、"ノイジーマイノリティ"が意思決定をしてしまう状況があるということです。

　がれき処理でも大きな波紋が広がりました。被災地では、いまだに30万人もの方が避難を続けていますが、復興を妨げる大きな問題が大量のがれきです。宮城県石巻市では、市が自力で処理できる何十年分ものがれきが残っています。放射線廃棄物として県内で処理される福島のがれきではなく、放射線汚染が問題とならない岩手、宮城のがれきを受け入れる自治体が少ないのが現実でした。

　私が「市政アドバイザー」を務める佐賀県の武雄市も、アイデアマンで行動派の樋渡啓祐市長（42歳）のリーダーシップの下、いち早く、がれきの受け入れを表明しました。受け入れは、私が提案したものではありません。震災直後から被災地に10回以上赴き、自らスコップを振るった樋渡市長の判断です。巨大ながれきの山を自分の目で見れば、日本全体で助け合って、対処する必要を痛感するはずです。

　しかし、樋渡市長は、2011年12月、がれきの受け入れ方針を撤回すると発表しました。理由は、「市職員や市民へのいやがらせが続いているため」とのことでした。武雄市のがれき受け入れ方針が報道されると、主に県外から、電話やメールで約1,000件の意見が寄せられました。ほとんどが批判や抗議で、「市のイベントを妨害する」「武雄産の物品の不買運動をする」などの脅迫もありました。

　「被災地のがれきは放射能に汚染されている」というのが反対の理由のようですが、岩手や宮城のがれきがとくに放射能が高いわけではありません。がれきの上で暮らしていても、年間の被ばく量はたった0.01ミリシーベルトです。5年分で胸部レントゲン写真を1枚撮るのと変わりません。第二部の「震災がれきの受け入れ表明と"鎮守の森"構想」に、樋渡市

長の思いが込められています。

　一方、福岡県の北九州市も石巻市のがれきを受け入れる準備を進め、2012年5月23～25日、「試験焼却」を行いました。しかし、試験焼却前日の22日朝、石巻のがれきを積んだトラックは北九州市の保管施設を目前に立ち往生してしまいした。一部の過激な運動家など、反対派約50人が横断幕を掲げてスクラムを組んだり、正面ゲート前で座り込むなどして、搬入に抵抗したからです。結局、市の職員や福岡県警の警察官ともみ合いになり、男性2人が公務執行妨害の疑いで逮捕され、トラックは予定より8時間以上遅れて施設内に入りました。この2人は、いわゆる"過激派"に属し、犯行声明も出されています。特定の活動家がこうした運動をやっているということを、メディアは報道しません。

　一方、北九州青年会議所が3月、市民737人を対象に実施したアンケートでは、がれき受け入れに賛成は69.7％、反対は8.4％で、「痛みは分かち合うべきだ」「積極的に協力すべきだ」など、受け入れに前向きな意見も寄せられたといいます。しかし、こうした「マジョリティー」の「サイレント」な声は目立ちません。声の大きな少数の意見が「民意」とされるとすれば、民主主義のルールに反すると思います。

　試験焼却の結果、煙突からの排ガスや燃え残った主灰から、セシウムは検出されませんでした。また、放射性物質を多く含むとされる飛灰についても、最大で1キロあたり30ベクレルと、国の埋め立て基準値の8,000ベクレルをはるかに下回りました。人体には、天然の放射性物質であるカリウム40があり、体重1kgあたり70ベクレル程度の放射能を持っていることを考えると、がれきの放射能は問題にならないことがわかります。科学的な判断と「お互い様」の気持ちが拡がればと思います。

第 **2** 部

知識を深める
―専門家による放射線リスクの解説

原爆被爆者の後障害

大久保利晃

放射線影響研究所

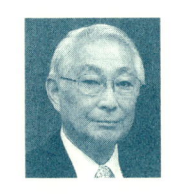

1966年慶応義塾大学医学部卒業、1977年から1983年3月まで自治医科大学医学部衛生学助教授。1983年4月より産業医科大学産業生態科学研究所環境疫学研究室教授として16年間勤め、同大学産業医実務研修センター所長を経て2005年まで産業医科大学学長。日本産業衛生学会の専門医制度づくりに貢献、産業保健制度の発展に寄与。2005年より放射線影響研究所理事長。

　放射線影響研究所（放影研）は、ABCC（Atomic Bomb Casualty Commission）が開始した原爆被爆者の長期間にわたる各種の健康影響調査の継承を主要な使命としている。中でも寿命調査（LSS）と呼ばれる約12万人の固定集団を対象とした死因調査と、その一部約2万人に対する2年に1回の成人健康調査（AHS）が研究活動の基盤となっている。放影研は、同時に母親の胎内で被爆した集団と両親又は片親が被爆者である被爆二世集団の追跡調査も行っている。

　これらの集団を対象とした信頼性の高い個人別被ばく線量推定システムが確立されており、それに基づく放射線被ばくによるがん主要部位別リスクの研究結果は、放射線防護基準確立の根拠として国際的に重視されてきている。

　これまでの追跡結果では、固形がんの死亡は、被ばく線量1Gy換算で約47％の過剰リスクが認められ、被ばく線量とがん発生の間には直線的な量反応関係が認められている。部位別の解析では、女性乳房、膀胱、食道などでリスクが高い。がんのリスクは、被爆時年齢が若いほど高く、男女間では女性に高いリスクが認められた。

　現時点でLSS対象者の約40％が生存しており、これからの数年間でがん死亡数がピークを迎えると予想されていることから、観察死亡数の増加によりリスク推定の信頼性が高まると期待される。

　AHS調査で過去30年以上にわたり収集、保存されている血液などの試料は、LSS、被爆二世の疫学資料とともに、放射線の長期慢性影響のみならず、多くの慢性疾患の研究にとって世界遺産ともいえるほど貴重なものである。

はじめに

　1945年8月6日午前8時15分に広島へ世界初の原子爆弾が投下され

た。その3日後には長崎にも原爆が投下され、日本は世界最初の被爆国となったのである。幸い今までのところ唯一の被爆国である。広島へ投下されたのは最初で最後のウラニウム爆弾で、長崎の爆弾はその後の標準型となったプルトニウム爆弾であった。これら爆弾のおおよその出力は通常火薬であるTNT火薬に換算して15～20キロトン相当で、そのエネルギーは図1の通り、約50％が爆風に、35％が熱線として放出され、その影響は距離と共に減少しつつ爆心から2～4kmに及んだ。残りのおおよそ15％が放射線として放出された。

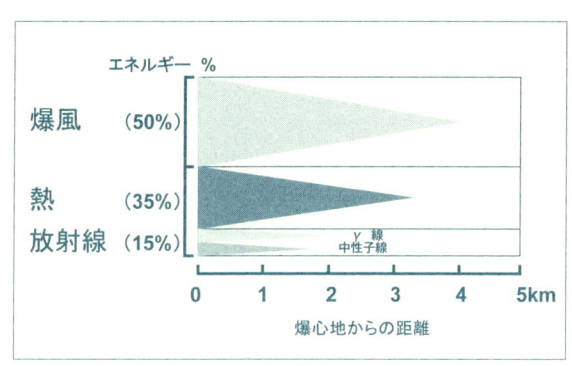

図1 原爆（広島）のエネルギー分布

表1 原爆の人的被害　　　　　　　　　　　単位万人

	被爆時推定人口	初期死亡者	被爆生存者
広島	36	14	22
長崎	25	7	18
合計	61	21	40

このエネルギーによって、表1の通り、両市内に被爆当時滞在していた約61万人のうち21万人がその年の終わりまでに死亡したと推定されている。これら死因の詳細は分かっていない。爆心より1km以内で被爆した人達は、猛烈な爆風と超高温の熱線による外傷および熱傷により多くが即死したと考えられる。これらの人々は同時に致死量の放射線にも被ばくしたはずであるが、放射線障害が発症する前にすでに命を落とした人が多かったと推定される。

本稿の主題である後障害は、表1の生存者40万人全てを対象としているわけではない。長期疫学調査の対象者を決めた1950年時点までには、急性放射線症やその合併症で死亡した人が少なくないはずである。したがって、本稿で紹介する調査結果は、急性期の障害をほぼ乗り切った人達を対象にしたものであり、これ以降の時期に発症した障害を後障害と考えていただきたい。

被爆直後から我が国の学術調査団が結成され健康影響などを精力的に調査したが、2ヶ月後から米国の調査団が加わり、合同調査団として約1年

間活動した。その経験から、米国側で非軍事的組織としての恒久的な研究機関を作ることが大統領に進言され、その結果大統領命令で米国学士院を通じて、1947年3月に広島ABCC（Atomic Bomb Casualty Commission）が活動を開始した。翌年、長崎にも同様の組織が創設され、その後日本側も国立予防医学研究所をABCCに併設する形で研究に加わった。1975年に至り、日米両国政府は対等な財政的支援の下に我が国の民法法人を発足させることに合意し現在に至っている。こうして設立された（公財）放射線影響研究所（放影研）は、1950年にABCCが開始した広島・長崎の被爆者を対象にした各種の長期追跡調査を継承している。調査の内容は固定集団の疫学調査であり、集団規模、追跡精度、追跡期間などを考慮すると、世界最大級の規模、精度を誇るものであるが、単にこの集団における健康障害の観察精度が高いというだけではなく、個人別曝露線量の緻密な計算により、信頼性の高い放射線リスク推定値を報告してきていることが大きな特徴である。

長期追跡集団の設定

ABCCの研究活動は1947年から始まっているが、現在まで継続している長期間の疫学調査は図2に示すように1950年に開始された。その基本は、1950年国勢調査の付帯調査として行われた原爆被爆者調査による。この被爆者名簿から、広島、長崎両市在住者を対象に、図3に示す通り、被爆距離で階層化して抽出された、約27,000人の非被爆群を含む、120,000人の生涯追跡群がLSSと呼ばれ、調査の基本となっている。LSSでは、表2に示す通り、死亡診断書を用いた死因調査とがん登録との照合によるがん罹患の二つの調査が現在も継続して行われている。次いで、この群から抽出された約20,000人を対象にした、2年に1度の健康診断を続けている成人健康調査（AHS）がある。この群では通常の臨床生化学検査に加え、将来の分析のためにインフォームドコンセントを取得した上で、

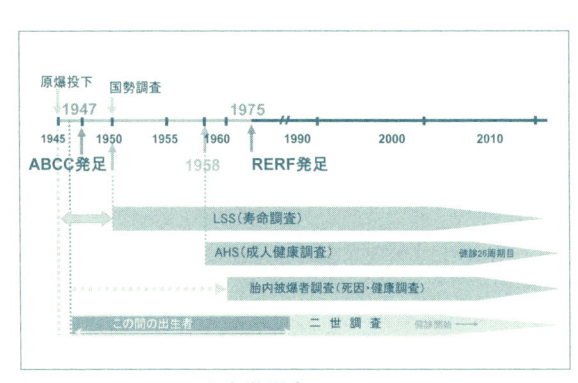

図2　ABCC-RERFと疫学調査

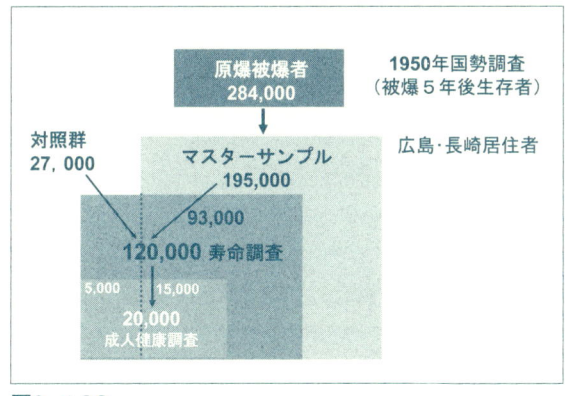

図3 LSS

表2 原爆被爆者コホート研究
　　　― 健康情報、死因などの把握方法 ―

全て
1. 戸籍：生死の情報3年に1回照会
2. 死亡小票：死因調査（剖検）
3. 地域がん登録：がん罹患情報、がん組織

AHS
4. 健診：健診情報
　　　　保存生物試料（血清、リンパ球など）
5. 郵便調査：生活習慣、郵便/電話

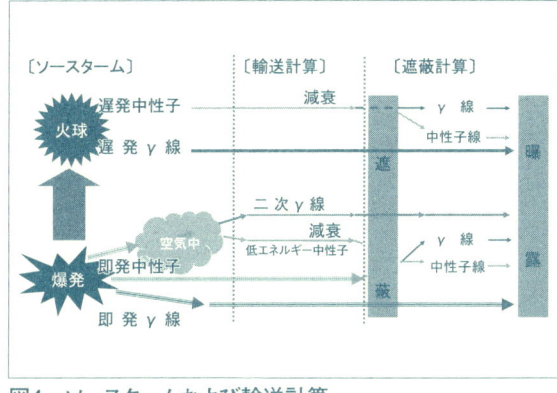

図4 ソースタームおよび輸送計算

血液、尿をマイナス80℃で保存している。

　この他に、胎内で被爆した約3,600人の群は、生育障害など早期に出現する障害調査の対象として設定されたが、その後約1,000人がAHSに併合され現在まで健康調査が継続されている。両親または片親が被爆者である被爆二世群は、約77,000人を対象として、LSSと同じく死亡及びがん罹患調査が行われてきたが、2002年から約14,000人を対象とする健康診断調査も始められた。

被ばく線量推定

　放影研の追跡調査では、原爆からの直接放射線の個人別被ばく線量推定が精力的に行われている。この線量推定は、図4に示す通りまず線源から放出された放射線量の推定、空気中を伝搬する際の減衰、最終的に体位・遮蔽状態で決まる透過率係数からなる。この個人別被ばく線量評価システムは、1957年のT57Dから始まり、1986年に発表されたDS86とその後若干の修正を加えたDS02に

よってほぼ完成を見ている(**図5**)。この線量評価システムの概要は次の通りである。

まず、線源からの爆弾出力と空気中の伝搬に関しては、「Ichiban計画」と呼ばれるネバダ砂漠における原爆実験で実測された。この際、典型的な日本家屋を実験場に建設し、瓦屋根や土壁の透過率の計測も行われた。

また、個人ごとの被爆時の遮蔽状況を聴取するため、爆心から主として2km以内の約22,000人については、10年余を費やして詳細な被爆地点や遮蔽状況の聞き取り調査が行われた。その結果、広島では69％の人が木造家屋内で被爆し、屋外で建物や壁の影にいた人を含め、93％は遮蔽による減衰計算のための条件が類型化できた。そこで、DS86、DS02では、距離別の到達線量と各遮蔽類型別の透過係数をシミュレーション計算で明らかにした。その結果、空気中線量に関しては、爆心からの距離、中性子・γ線のエネルギー別に150,000通り、透過係数に関しては、家屋など外部遮蔽76,000通り、体内透過率に関して1,620通りの区分で計算が行われた。これによって個人ごとの被爆位置と遮蔽データを線量評価システムに当てはめて、個人別に15臓器別の被ばく線量の推定が可能になった。

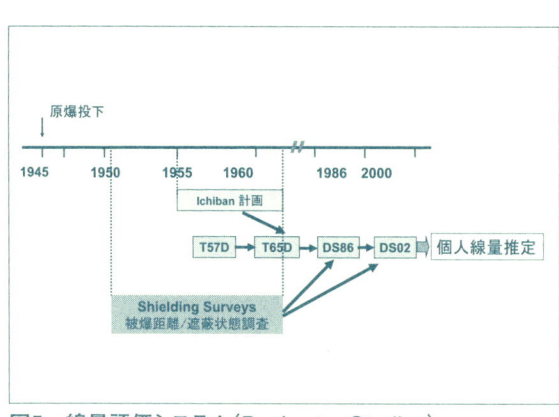

図5 線量評価システム(Dosimetry Studies)

原爆放射線被ばくについては図6に示す通り直接被ばく以外にも、中性子により放射化された土壌等からの二次被ばく、放射性降下物の摂取による内部被ばくの可能性がある。しかし、前者は1時間当たり200分の1の速度で減衰し、有意な被ばくはせいぜい2〜3日までと推定される。また、放射性降下物も、爆心

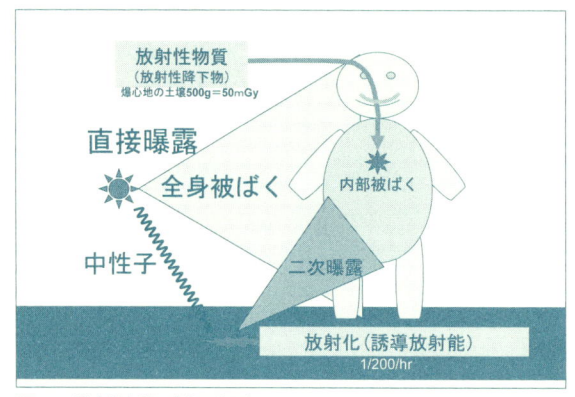

図6 放射線被ばくの経路

地の土壌500gあたり50mGy程度と推定されている。また、これらの経路からの個人別被ばく線量を推定するためには、被爆後の詳細な行動記録や、飲食物の摂取状況を調査する必要があり、研究を開始した被爆後数年以上経過した時点では全数調査は不可能であった。そこで、これらの経路からの被ばく量と直接放射線被ばく量の相対的比較が行われたが、集団としての評価は前者が後者の最大でも数%であることが分かり、直接線量の推定誤差が30%前後と推定されていることから、両経路からの被ばくは誤差範囲内であることが確認されている。

図7はLSS対象者の被ばく線量別人数分布である。図中のNICは非被爆群を示す。100mGy未満の占める人数が大きな部分を占め、LSSが全体としては低線量被ばく集団であることが示されている。この線量評価システムをもってしても、コンクリート建物内や防空壕内被爆など、約7,000人については個々の遮蔽状態

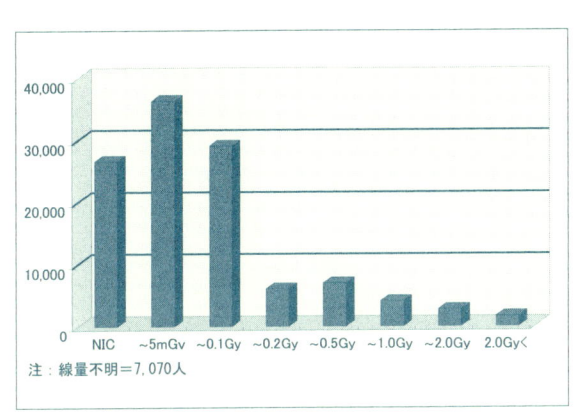

図7　被ばく線量別人数(LSS)

を一般化することができず、被ばく線量計算ができていない。

放射線被ばくによるがんの過剰死亡

表3は、LSSに発生した固形がんの被ばく線量別過剰死亡を表したもので、被ばく線量に伴う過剰寄与率の明らかな増加を示している。さらに曝露線量とがん過剰死亡の関係を性、年齢の偏りを補正して示したのが図8である。このような直線は被ばく量反応関係と呼ばれ、がんリスク推定の基本情報として重要視されている。図8では

表3　固形がんの超過死亡(1950〜2003)

大腸線量(Gy)	対象者数	死亡数	超過死亡数	寄与率(%)
<0.005	38,509	4,621	2	0.0
0.005-0.1	29,961	3,653	49	1.3
0.1-0.2	5,974	789	46	5.8
0.2-0.5	6,356	870	109	12.5
0.5-1	3,424	519	128	24.7
1-2	1,763	353	123	34.8
≧2	624	124	70	56.5
Total	86,611	10,929	527	4.8

DS02による線量：非被ばく及び線量不明群7,058人および入市26,529人は除く。
寄与率は5mGy未満群に対する率。

がん死亡のリスクを表現するため、被ばく群のがん死亡率と比較対照群のがん死亡率の率比から1を減じたもの、すなわちexcess relative risk（ERR）が縦軸に用いられている。固形がんの量反応曲線については、閾値のない直線（LNT：linear non-threshold、図中のL）が最も統計的適合度が良いとされている（参考に二次曲線への適合モデルをLQで示した）。ただし、曝露線量の低い方から群別に順次有意差検定をすると、200mGyを超えるところから初めて有意差となり、それ未満ではERR増加があるとはいえない。

がんの部位別にリスクを比較したのが図9である。この結果は1Gy被ばく線量のリスクに換算してあり、被爆時年齢30歳、死亡時年齢70歳で調整し、男女合計の値で示している。固形がん全部位のERR点推定値は1.47で、これはすなわち約47％のがん死亡増加が認められたことを示す。部位別に見ると、女性乳房、膀胱、食道などのリスクは全部位平均より高く、胃、肝臓などは逆に平均より低いが、部位によっては有意差を示さないものもある。現時点ではリスク推定の信頼限界が大きく、今後の継続観察によって、より高精度のリスク推定となることが期待される。これらのがん死亡リスクは、いずれも被ばく線量との間に量反応関係が認められており、国際的な放射線防護基準策定の重要な根拠となっている。

図10に示すとおり、被爆時年齢別の検討では若齢被爆ほどその後のがんリスクの大きいことが判明している。10歳ごとの群間でその後の到達年齢でがんリ

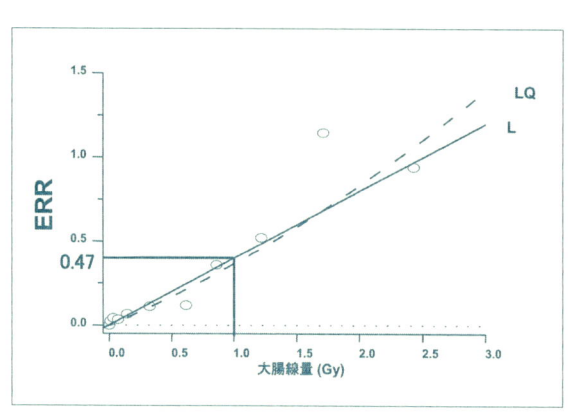

図8　固形がんの量反応関係
（LSS, 死亡, 1950～2002）

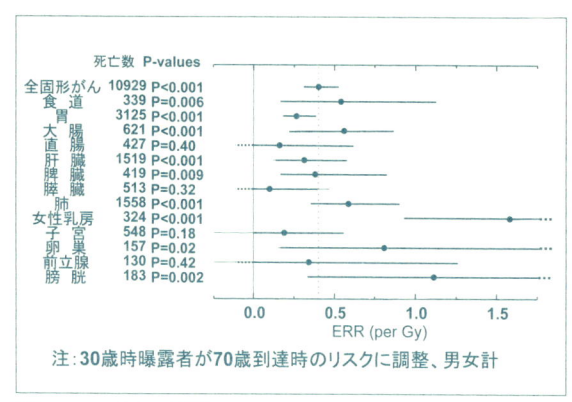

図9　1Gyあたり固形がんERR
（LSS, 死亡, 1950～2003）

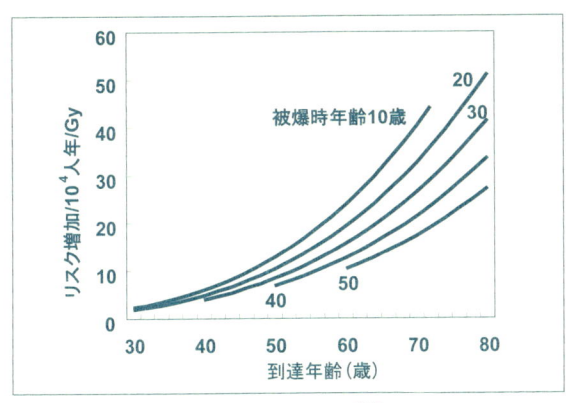

図10　被爆時年齢別その後のリスク増加

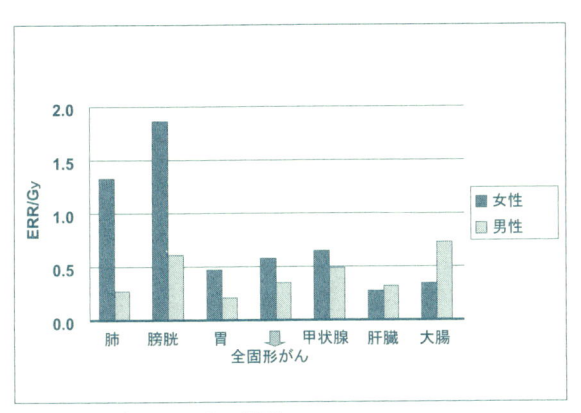

図11　固形がんリスクの性差

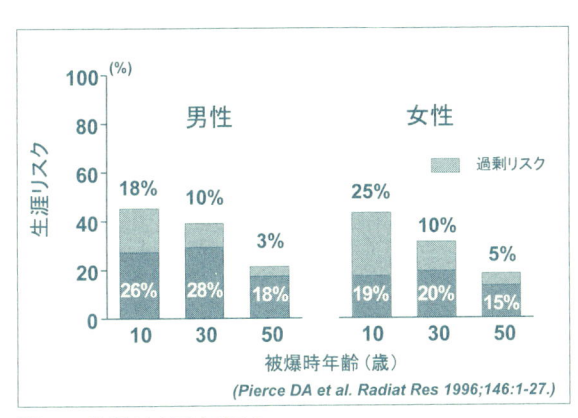

図12　生涯がん死亡リスク
（LSS、1.0Gy被ばく、1950～1990）
(Pierce DA et al. Radiat Res 1996;146:1-27.)

スクを比較すると、時間の経過によっても若年者の高リスク傾向は維持されている。また、がんのリスクには性差が認められており、図11に示すように、女性は肺、膀胱、胃で2倍以上のリスクを示し、その他甲状腺でも女性が高いが、大腸では逆の関係が見られる。図12では、生涯追跡した場合のがん死亡割合の推定値を被爆時年齢別に示したものである。自然発がんでは男性が高いが、その性差を補うように放射線被ばくによる女性のがん割合が高いことが興味深い。男女とも30歳被爆の人の生涯がん増加は1Gy被ばくで約10％である。

がん以外の慢性影響

これまでに明らかになったがん以外の慢性影響としては、白内障と副甲状腺機能亢進症、甲状腺結節・のう胞などが上げられる。それに加えて、幼少時被爆や胎内被爆で成長・発育の遅延や小頭症・知的障害の存在が明らかになっているが、これらは被ばく線量が高い場合に限られる。また、障害ではないが、被ばく線量に応じて、長期間安定な染色体異常や、歯のエナメル質の電子スピン変化が残存することが知られている。また最近、心疾患、脳卒中などの循環器疾患、呼吸器疾患、消化器疾患などに有意な増加が認められているが、これらが放射線被ばくによるものかどうかは今後の検討を要する。

今後の研究課題

被爆時年齢が40歳以上の年齢層ではすでに生涯観察が終了している。それより若齢層では、追跡の最終結論を出すまでには今後の観察を待たなければならない。特に10歳未満の層では、現時点での生存者割合が90％以上であり、死因調査ではこれまでに明らかになった結果よりも今後の観察の方が重要だといえる。すなわち、これまでに判明した放射線の後影響は、主として高齢曝露層の観察結果を基に計算されたもので、疾病によってはデータ数も十分とはいえない。今後追跡期間が長くなるに従い観察死亡数が増加し、次第にリスク点推定値が安定すると同時に、推定の信頼限界が小さくなると期待される。例えば、肺がんの例では、最初にERRを発表した1977年から1990年くらいまでは、リスクが年々減少し、そこから反転し、2002年までは増加傾向を示すなど、リスク推定値はまだ安定していない。肺がんより発生数の少ない部位については、今後の発生数を合計しないかぎり信頼できるリスクを提示することはできない。LSSは被爆時年齢が比較的若齢者を中心に構成されているため、がんの過剰死亡数の予測では、今後数年間は発生症例数が増加するので、より正確なリスク推定のための重要な時期を迎えることになろう。また、このリスクには、男女差や被爆時年齢による違いが観察されており、全ての年齢層の観察が終わるまでは、このような現象の真偽や成因を論ずることはできない。さらに近年、がん以外にも、例えば循環器疾患と被ばくの関係なども注目されており、これらも今後の検討課題である。

AHSでは、2年に1度の健康診断の際に採取した血液(血清、リンパ球な

ど）、尿が冷凍保存されている。生涯追跡を完了した暁には、生涯を通じて発症する各種の疾病に関し、若年期まで遡及して生活習慣などに関連する生化学データや遺伝子型との関連を研究することができ、放射線被ばくの慢性影響に留まらず、一般的な慢性疾患の成因、発生・病態機序解明に大きく寄与することが期待される。

放影研の将来

　ABCCが開始した長期追跡研究は、すでに開始以来50年以上が経過しており、対象者の規模、追跡期間、追跡率などを考慮すると、一般集団としても世界的に有名なFramingham studyのコホート研究をしのぐ規模となっており、放射線被ばく集団としては世界でも名実ともに唯一無比の貴重なコホートである。事実、国際的にも放射線防護基準設定に不可欠な情報源として高く評価されてきている。

　被爆者のコホートと共に、被爆二世の研究にも大きな関心が寄せられている。これまでの被爆二世の調査では、奇形の有無、発育障害、出生性比等の出生直後の異常発生、1946年から1984年までの出生者を対象にした最長50年余にわたる死亡調査、平均年齢48歳時点までの多因子疾患(生活習慣病)罹患などにおいて有意な差は見られていない。放影研では2002年から約14,000人を対象に、被爆二世集団の健康調査を開始したが、この集団の生涯追跡を目指しており、この集団の観察終了までは今後50年以上かかると考えられている。

　放影研は、このような調査研究、ならびに研修事業を中心に、放射線慢性影響の世界的な継続的な研究拠点となることを目指している。

＜文献＞
1) Ozasa K et al: Studies of the mortality of atomic bomb survivors, Report 14, 1950-2003: an overview of cancer and noncancer diseases. Radiat Res 177(3): 229-243, 2012

チェルノブイリ原発事故による健康影響

高村　昇
長崎大学大学院医歯薬学総合研究科国際保健医療福祉学研究分野

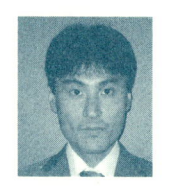

1997年3月長崎大学医学部大学院医学研究科卒業。同年6月から長崎大学医学部助手、講師、准教授を経て、2008年4月から現職。その間、1999～2000年、2010年には世界保健機関(WHO)のテクニカルオフィサー等を歴任。現在福島県健康リスク管理アドバイザー、川内村(福島県)健康アドバイザーなどをつとめるほか、2006年からはベラルーシ共和国ゴメリ医科大学名誉教授。

> 1986年4月26日にソ連(現在はウクライナ)において発生したチェルノブイリ原発事故では、ヨウ素131などの放射性ヨウ素やセシウム137、セシウム134などの放射性セシウムを中心とした放射性物質が大気中に放出された。当時のソ連政府は食物の流通制限、摂取制限を行わなかったため、汚染された牛乳や野菜、水などの摂取によって、特にヨウ素131が食物連鎖の中でヒトの甲状腺に集積し、内部被ばくを引き起こした。その結果、事故当時の年齢が15歳未満の児童における甲状腺がんが激増したことが示され、事故から26年が経過した現在、その好発年齢は20代中盤以降の青年～中年層に移行しつつある。その一方、白血病や甲状腺がん以外の固形がん、良性疾患、さらには遺伝的影響や胎児に対する影響については現時点で周辺住民において科学的証明はなされていないが、事故によって直接的な放射線被ばくによる健康影響以上に大きな社会的不安、精神的なダメージを与えたと考えられている。本稿ではチェルノブイリ原発事故による健康影響を概説しながら、現時点での福島第一原発事故との類似点、相違点もあわせて考察する。

チェルノブイリ原発事故の概要と放出された放射性核種

1986年4月26日未明、ウクライナの首都キエフから北へ130kmの地点にあるチェルノブイリ原発4号炉が爆発炎上し、人類史上最悪の放射線災害が発生した。当時の東西冷戦構造のもと、正確な情報は世界へ発信されず、目に見えない放射線に対する恐怖と相まって、ヨーロッパをはじめ世界レベルでのパニックが引き起こされた。

事故によって放出された放射性物質は、健康影響とは直接関係しないガス状のキセノン131以外には、半減期8日のヨウ素131などの半減期の短

い放射性物質や半減期の比較的長い放射性セシウムが多かったと推定されている[1]。放射性ヨウ素や放射性セシウムなどが主に放出されたという点では2011年3月に発生した福島第一原発事故の場合も同様であったと考えられるが、チェルノブイリにおける放射性物質の放出量(約520万テラベクレル)は、福島の約6～10倍に相当すると考えられている。またチェルノブイリでは、福島でもごく微量検出された放射性ストロンチウムや、MOX燃料の関係で懸念されるプルトニウムなども、量は少ないものの放出が確認されている(表1)。

このうち、チェルノブイリ周辺地区における健康被害にもっとも影響したと考えられるのが放射性ヨウ素、特にヨウ素131である。ヨウ素はそもそも人体に入ると甲状腺に集積することが知られている。甲状腺において合成される甲状腺ホルモンはヨウ素を材料として合成されるため、人体にヨウ素が入ると、甲状腺に集積する傾向がある。ヨウ素131はβ線やγ線といった放射線を放出するが、事故によってヨウ素131が放出後、風に乗って移動し、その後地上に降下して水に溶け、草(牧草)から動物(家畜)、そしてヒトという食物連鎖の中でヒトの甲状腺に集積し、内部被ばくを引き起こしたと考え

表1　チェルノブイリ原発事故によって放出された放射性核種
(文献1より改変)

放射性核種	半減期	放射線	放出量(PBq)*
ネプツニウム239	58時間	β線、γ線	95
モリブデン99	67時間	β線、γ線	>168
テルル132	78時間	β線、γ線	1,150
キセノン133	5日	β線、γ線	6,500
ヨウ素131	8日	β線、γ線	1,760
バリウム140	13日	β線、γ線	240
セリウム141	33日	β線、γ線	196
ルテニウム103	40日	β線、γ線	>168
ストロンチウム89	52日	β線	115
ジルコニウム95	65日	β線、γ線	196
キュリウム242	163日	α線	0.9
セリウム144	285日	β線、γ線	116
ルテニウム106	1年	β線、γ線	>73
セシウム134	2年	β線	54
プルトニウム241	13年	β線	6
ストロンチウム90	28年	β線	10
セシウム137	30年	β線、γ線	85
プルトニウム238	86年	α線	0.035
プルトニウム240	6,850年	α線、γ線	0.042
プルトニウム239	24,400年	α線、γ線	0.030

*PBqは、10^{15}ベクレルに相当

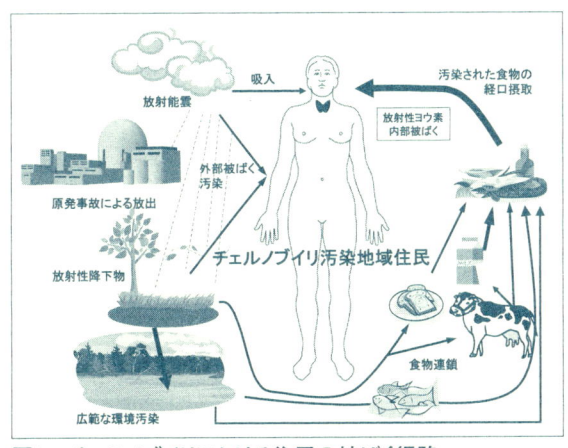

図1　チェルノブイリにおける住民の被ばく経路

られる(図1)。チェルノブイリでは汚染された牛乳を飲んだ小児が、極めて高い濃度のヨウ素131によって内部被ばくが拡大した。事故当時、ソ連は食物の流通制限、摂取制限を行わなかったため、汚染された牛乳や野菜、水などを市民は制限なく摂取し、これが内部被ばくを引き起こす大きな原因になったと考えられる[2]。

チェルノブイリ原発周辺住民の健康影響

事故当時の冷戦構造の下、ソ連は事故の詳細について国内外に公表することがなかったが、ゴルバチョフ書記長(のちに大統領)の就任後進められたペレストロイカ、グラスノスチの影響もあり、徐々に情報の開示と同時に国際プロジェクトによる住民の健康影響解明が進められていった。具体的には旧ソ連政府がIAEA(国際原子力機関)に調査を依頼したのを皮切りに、WHO(世界保健機関)が住民の健康影響についてパイロット調査を開始し(IPEHCA：International Programme on the Health Effect of the Chernobyl Accident)、フランス、ドイツ、オランダなどのEU諸国もそれぞれ調査を開始した。日本では外務省日ソ専門家会議における意見交換が行われたのを皮切りに、1990年には笹川記念保健協力財団が医療協力(チェルノブイリ笹川医療協力プロジェクト)を開始した。このプロジェクトでは、事故時に0～10歳だった子供(1976年4月26日～1986年4月26日までに生まれた子供)を対象とした検診が1991年5月～1996年4月まで、ソ連5地域の医療機関(センター)で実施され、同一プロトコールの下、同種の器材および試薬を用いて行われた。検診した子供の居住地は各センターが管轄する地域のほぼ全域におよび、検診のべ人数は16万人に達した。その結果、特に事故当時0～5歳の小児において、甲状腺がんが増加しており、特に汚染の激しかったベラルーシ共和国のゴメリ州では、甲状腺がんの激増が確認された[3](図2)。

2006年、チェルノブイリ原発事故から20年が経

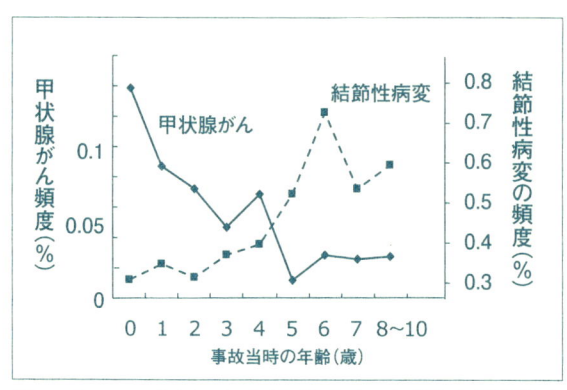

図2　チェルノブイリにおける事故当時の年齢と小児甲状腺がんの頻度

過したのを機に、WHOは、IAEAと連携しながら事故による健康影響についての報告書をとりまとめたが、その結果、事故当時の年齢が15歳未満の児童における甲状腺がんが増加したことが示された[4]。2002年までにこの年齢グループで甲状腺がんの手術を受けた症例数はロシア（チェルノブイリ周辺の州）、ウクライナ、ベラルーシで5,000例近くであると報告されているが、その好発年齢は現在25歳以降の青年〜中年層に移行しつつある（表2）。なお、2011年に事故から25年が経過したのを契機として国際連合科学委員会（UNSCEAR）が取りまとめた報告書では、2006年までの手術症例は約6,000例と報告されている[5]。これら小児甲状腺がんの増加は、前述のように事故直後の放射性ヨウ素の体内摂取による甲状腺への内部被ばくが要因であり、当時の慢性的なヨウ素欠乏が被害を増大させた可能性がある。ヨウ素は上述のように甲状腺ホルモンの合成に必須な栄養素であるが、世界レベルでみると多くの地域はその食習慣や土壌環境により、ヨウ素欠乏状態であることが知られている（ただし、日本はヨウ素を豊富に含む昆布やわかめなどの海藻類を常食する習慣があるため、ヨウ素過剰状態である）。チェルノブイリ周辺地域は、もともとヨウ素欠乏状態であったことに加え、大規模な原子力発電所事故によるヨウ素131の放出、汚染した食物の摂取を制限しなかったといった要因が重なり、小児甲状腺がんが増加したと考えられている[6]。

表2　1986〜2002年におけるチェルノブイリ周辺国での小児甲状腺がん手術症例数

被ばく時年齢	症例数			
	ベラルーシ	ロシア	ウクライナ	合計
0〜14	1,711	349	1,762	3,822
15〜17	299	134	582	1,015
合計	2,010	483	2,344	4,837

　その一方、これまで放射性セシウムの内部被ばくによる健康影響は、チェルノブイリ周辺地域では科学的に証明されていない。これは、甲状腺に集積する放射性ヨウ素と異なり、放射性セシウムが比較的全身に広がること、言い換えれば標的臓器が存在しないこと、さらには物理学的半減期が30年と比較的長いため、単位時間当たりのエネルギー付与率（LET）が小さいこと、などが理由であろうと考えられる。これまでの調査でも、チェルノブイリ周辺地区住民におけるセシウム137による内部被ばく線量はかなり低いレベルであることが示されている。

　甲状腺がんと診断された患者は、手術（甲状腺の摘出術）を行っているが、幸いにも手術後の予後は良好で、前述のUNSCEARによる報告書によれば、甲状腺がんによって死亡した症例は15例にとどまっている。一般

的に甲状腺がんは治療成績の良い、予後の良いがんとして知られているが、その一方で小児期に発症した患者における長期にわたる予後や再発その他の合併症は不明な点も多く、今後の追跡調査と適切な治療が不可欠である。

　その一方で、広島・長崎の原爆被爆者で増加したことが知られている白血病については、小児ならびに成人の一般住民における増加傾向は認められていない。これは広島・長崎では外部被ばくが主体であったのに対して、チェルノブイリでは上述のような事故直後の放射性ヨウ素による内部被ばくが原因であるからだと考えられる。また、甲状腺以外のがんや良性疾患、さらには遺伝的影響や胎児に対する影響についても現時点で周辺住民において増加しているという科学的証明はなされていないが、その一方、事故によって直接的な放射線被ばくによる健康影響以上に大きな社会的不安、精神的なダメージを与えたと考えられている。特に、事故直後に避難と強制疎開により移住を余儀なくされた多くの住民では、社会的、経済的な不安定さに加えて、現在の健康に関する恐怖と将来の世代に及ぼす長期的な健康影響への不安の増大が問題となっている。

チェルノブイリにおける作業員の健康影響

　住民において主に放射性降下物による内部被ばくが問題となったのに対して、発電所内部で事故時に働いていた職員、およびその後事故の復旧作業にあたった作業員では、急性放射線障害と診断された患者134例のうち、直後に28例が死亡し、1987～2004年の間に19例が種々の原因で死亡している。一方、ロシア連邦における緊急事態作業者登録リストの追跡調査では、116例が固形がんで、110例が心血管障害で死亡しているが、放射線被ばくとの因果関係は不明である。また急性白血病での死亡も24例報告されているが、放射線被ばくとの因果関係の証明は困難である[7]。一方、ウクライナの除染作業者の追跡調査では、18例の急性白血病患者の死亡が報告され、その被ばく線量は120～500mSvの範囲となっている[8]。その他、チェルノブイリにおける除染作業者では心血管系への影響や、免疫系への影響なども議論されているが、現在明確な被ばくとの因果関係を示唆するものはなく、今後の長期にわたる正確な調査と検討が不可欠である。

まとめ

　チェルノブイリ原発事故は、人類が初めて経験した大規模な原子力災害

であり、健康影響を低減化する予防的手段も十分に行われなかったことが、後の甲状腺がん増加につながった。その一方で、事故から四半世紀以上が経過した現在においても、甲状腺がん以外のがんや白血病の増加、あるいは遺伝的影響は住民において認められていないという点も、重要な科学的知見である。福島第一原発事故直後から、放射性ヨウ素、放射性セシウムの暫定基準値を超えた食品の摂取制限、出荷制限が行われ、特に初期のころは社会的混乱をもたらしたが、この措置は内部被ばく、特に初期の放射性ヨウ素の内部被ばくを低減化することによって、甲状腺がんの発症を防ぐことが目的であり、まさにチェルノブイリ原発事故の経験を踏まえたものであったといえる。その一方で、チェルノブイリにおける社会的不安、精神的なダメージについては、今後福島においても、放射線被ばくと健康に対する正しい情報の継続的な開示に加えて、長期的な避難を余儀なくされている被災住民のケアといった対策の重要性を示すものである。

<文献>

1) Christodouleas JP et al: Short-term and long-term health risks of nuclear-power-plant accidents. N Engl J Med 364(24): 2334-2341, 2011
2) Saenko V et al: The Chernobyl accident and its consequences. Clin Oncol(R Coll Radiol) 23(4): 234-243, 2011
3) Yamashita S et al: Chernobyl. A Decade. p613, Excerpta Medica, Amsterdam, 1997
4) Bennett B et al: Heath effects of the Chernobyl accident and special health care programmes. Report of the UN Chernobyl Forum Expert Group "Health", WHO, Geneva, 2006
5) United Nations Scientific Committee on the Effects of Atomic Radiation. Sources and effects of ionizing radiation. www.unscear.org/docs/reports/2008/11-80076_Report_2008_Annex_D.pdf
6) Ashizawa K et al: Prevalence of goiter and urinary iodine excretion levels in children around Chernobyl. J Clin Endocrinol Metab 82(10): 3430-3433, 1997
7) Konogorov AP et al: A case-control analysis of leukemia in accident emergency workers of Chernobyl. J Environ Pathol Toxicol Oncol 19(1-2): 143-151, 2000
8) Buzunov VA et al: Epidemiological survey of the medical consequences of the Chernobyl accident in Ukraine. World Health Stat Q 49(1): 4-6, 1996

ICRPの放射線防護体系
―LNTモデルと実効線量―

佐々木康人
医療法人日高病院腫瘍センター特別顧問

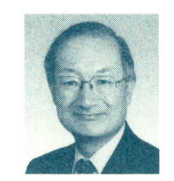

1963年東京大学医学部医学科卒。核医学を専攻。東大病院第2内科、ジョンズ・ホプキンズ大学核医学部門研究員を経て、聖マリアンナ医科大学、東邦大学、群馬大学、東京大学、放射線医学総合研究所、国際医療福祉大学大学、（公社）日本アイソトープ協会に勤務後2012年8月より現職。この間、関連学会の役職を果たし、放射線審議会会長、原爆被爆者医療分科会長、国際放射線防護委員会（ICRP）主委員、原子放射線の影響に関する国連科学委員会（UNSCEAR）日本代表・議長を務めた。

　国際放射線防護委員会（ICRP）は1928年創設以来常に助言的役割を果たし、放射線防護の理念と原則を勧告してきた。科学的知見と防護技術の進歩を取り入れ、社会の動向に連動して防護体系は進化してきた。現在の放射線防護の目的は確定的影響の回避と確率的影響の最小化である。事故時にも同様であるが、重篤な確定的影響を回避するために確率的影響のリスクが増加することもありうる。最新のICRP2007年勧告は1990年勧告が重視した線量限度以上に拘束値、参考レベルを指標とする最適化を重視した防護対策を勧告している。また、放射線利用の現場での防護・管理が実施しやすいように簡略化した指標を用いる防護体系を構築している。その中心をなすのが実効線量シーベルトとLNTモデルの採用である。
　福島第一原発事故後ICRP2007年勧告を敷衍した事故時（刊行物109）と事故からの復興期（刊行物111）の公衆の防護勧告が政策レベルでも、民間レベルでも参考にされた。ただし、ICRP勧告の真意が必ずしも正しく理解されていないきらいがあるのは否めない。本稿で試みた解説が正しい理解の一助となれば幸いである。

国際放射線防護委員会の創設と役割

　　X線、ラジウムが医療に多用されるようになると医療放射線従事者の防護が重要な課題となった。各国の放射線医学会の連合体として1925年に発足した国際放射線医学会（International Congress of Radiology：ICR）第2回大会（1928年）で、国際X線・ラジウム防護委員会が発足した。その後加

速器、原子炉、各種人工放射性同位元素などの放射線源が加わる中で、1950年に国際放射線防護委員会(International Commission on Radiological Protection：ICRP)と改名した。ICRPは非政府機関であるが、英国の公益法人(Charity)として登録されている。主委員会(Main Commission：MC)のもとに5つの専門委員会(C1～C5)がある。C1は影響、C2は線量、C3は医療、C4は勧告の適用、C5は環境の防護を担当している。委員の任期は4年で今期(2009年7月1日～2013年6月30日)は、日本から8人の委員が参加している。

　創設当初は医療従事者が主な防護対象であったが、全ての放射線作業従事者を防護の対象(職業被ばく)とするようになり、1950年代後半には一般市民の防護(公衆被ばく)の基準も勧告するようになる。現在では被ばくを職業被ばく、公衆被ばく、患者の医療被ばくの3カテゴリーに分類し、それぞれの防護体系が勧告されている。

核爆発実験と国連科学委員会設立

　米ソ冷戦の最中大気圏内核爆発実験が頻繁に実施された結果、放射性降下物(フォールアウト)が世界各地に降り、公衆の被ばく防護への関心が高まる中で、1955年国連総会の決議で「原子放射線の影響に関する国連科学委員会」(United Nations Scientific Committee on the Effects of Atomic Radiation：UNSCEAR)が設立された。放射線源とその影響についての情報を全世界から収集し、その科学的健全性(scientific soundness)を検証した上で、国連総会に報告することが付託された任務である[1]。最新のものは2006年および2008年報告書科学的付属書(Scientific Annexes)である。

放射線防護基準作成の国際的枠組み

　現在では放射線防護・管理基準作成の国際的枠組みが確立している(図1)。UNSCEAR報告を科学的根拠として、ICRPが放射線防護の理念と原則を勧告する。これを受けて国際原子力機関(International Atomic Energy Agency：IAEA)がより具体的な基本防護基準(Basic Safety Standards：BSS)を作成する。これら勧告や基準をもとに各国の放射線、放射性同位元素防護・管理規制が作成される。現行の我が国放射線障害防止法はICRP1990年勧告の多くを取り入れて2001年4月に改定された。

　ICRPは2000年頃から1990年勧告の改定作業を開始し、2007年12月

に新勧告を公表した[2, 3]。

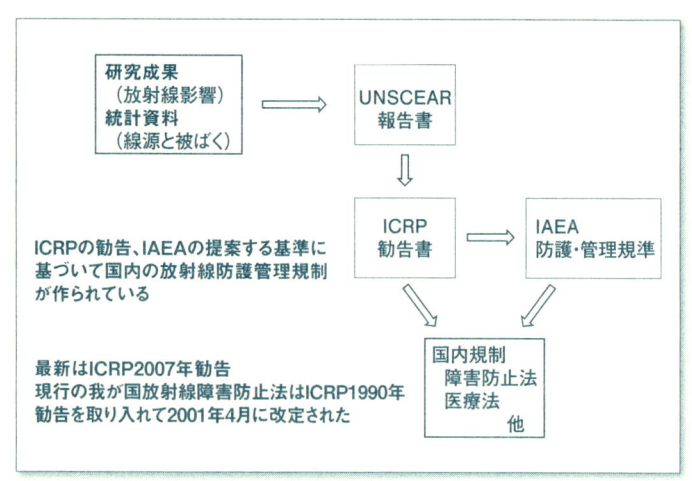

図1　放射線防護規制作成の国際的枠組み

2007年新勧告の防護体系

　2007年勧告では、3つの被ばく状況に基づいて防護の体系を構築している。平常時に放射線被ばくを伴う業務の遂行に当たり、放射線防護対策を計画的に実施できる状況を「計画被ばく状況」と呼ぶ。線源や被ばくを制御できない、事故あるいは線源利用によるテロによる被ばくなどの非常事態を「緊急時被ばく状況」と呼ぶ。非常事態からの復旧期などの被ばくを「現存被ばく状況」と呼ぶ。各状況に対して、被ばくの分類ごとに防護体系が勧告されている。

　放射線防護の基本原則は行為の正当化(justification)、防護の最適化(optimization)および個人の線量限度(individual dose limits)である。計画被ばく状況では職業被ばくと公衆被ばくに線量限度を適用する。職業被ばくでは5年間で100mSv、特定の1年間では50mSv、公衆被ばくは年間1mSvの線量限度を超えないように防護・管理する。その上で限度以下に拘束値を定め被ばく線量を合理的に達成可能な限り低減するのが最適化である[4]。社会的、経済的要因を考慮してという条件が付く。患者の医療被ばくには線量限度を適用しないが、診断参考値を用いて最適化する。公衆被ばくの参考レベルは緊急時被ばく状況では20〜100mSvの枠内で、現存被ばく状況では1〜20mSvの枠内で、状況に応じて適切な参考レベル

を選定して、防護対策(最適化)を実施する(表1)。参考レベルの選定には専門家だけでなく、被ばくする可能性のある住民を含む利害関係者(stakeholders)の関与が重要である。

表1 拘束値と参考レベルの枠(バンド)と適用例

枠(バンド) (予想実効線量mSv) (急性または年線量)	適 用 例
20〜100	放射線緊急時の最大残存線量に設定する参考レベル
1〜20	・計画被ばく状況での職業被ばく拘束値 ・事故からの復旧期に公衆被ばくに設定する参考レベル ・非密封線源治療後の介助・介護者の拘束値
1以下	計画状況での公衆被ばくに設定する拘束値

低線量被ばくのリスク

ICRP設立当初は症状や症候が臨床的に観察され、症状ごとに閾線量が認められる健康影響、いわゆる確定的影響(有害な組織反応)を回避することが防護の目的であった。1950年代になると主として原爆被爆者の寿命調査、健康調査の成果として白血病や固形がんの増加が報告され、閾値のない確率的影響として認知された(図2)。100〜150mSv以下の線量で統計学的に有意ながんの増加が認められなかったのは、10数万人の原爆被爆

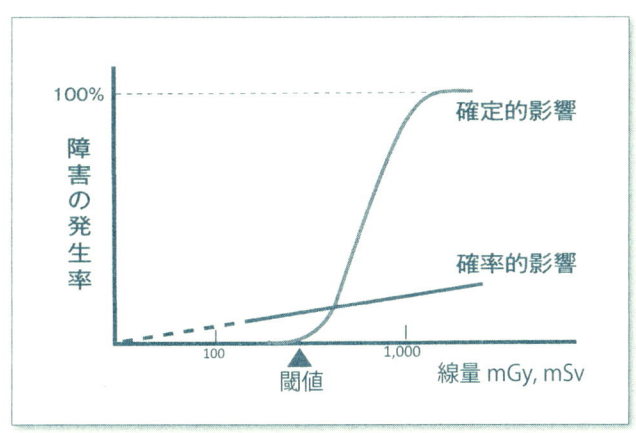

図2 放射線影響の線量反応関係

者の疫学調査ではバックグラウンドのがん罹患、死亡の地域的変動などと区別がつかない程低い発生頻度であるためである。放射線防護上は、高い線量で見られる直線的線量−反応関係が100mSv以下の低線量でも認められると仮定して防護体系が策定されている。いわゆる直線閾値なし（linear non-threshold：LNT）モデルの採用である。LNTと線量・線量率効果比2を採用して名目リスク係数が求められている。長期間にわたる放射線被ばくにより誘発される発がんまたはがんによる過剰死亡の生涯リスクは、原爆被爆による一度の全身被ばくのリスクの1/2と見なして、1Sv当たりおよそ5％である。LNTモデルを用いると100mSvでは0.5％、10mSvでは0.05％、1mSvでは0.005％のリスクとなる。

　現在までの知見では、低線量被ばくによる発がんに「閾値がない」という命題を証明することも否定することもできない。UNSCEARやICRPは「証拠の重み（weight of evidence）」はLNT仮説に傾いていると判断している[5]。

防護のための実効線量シーベルト

　放射線による遺伝子の変異を残したまま生き延びる細胞があると、それにさらなる変異がいくつも重なって、被ばくした細胞ががん化する可能性が一定の確率で生ずる。この種の影響を確率的影響と呼ぶ。放射線誘発がんと遺伝的（経世代）影響である。遺伝的影響はヒトではこれまで報告されていないので、ヒトでの確率的影響は将来の発がん、またはがんで死亡するリスクとして評価される。確率的影響のリスクに注目して、その評価に用いられる線量が実効線量（effective dose）である。放射線防護の中核をなす線量単位であり、放射線防護の計画に当たって防護基準として前向き（prospective）に使用するべき線量とされている。また、防護対策の遵守や成果を確認するための指標としても使用できる。

　実効線量は標準人の解剖学的計算ファントムに生理学的モデルを適用して、計算で求められる量であって、実測することはできない。人体解剖モデルとしてICRP2007年勧告では、標準人に近い実在の男女のコンピュータ断層（CT）画像を用いるボクセルファントムを定めている。吸収線量から計算した臓器線量（等価線量）を男女標準人毎に計算した上で性平均等価線量を計算する。これに各臓器の発がん感受性の指標である組織加重係数（**表2**）を掛け算し、全臓器について足し合わせた値が実効線量である。

　等価線量は異なる線質の放射線による被ばくを受けた場合に、放射線の種類による健康影響の相対的強さを示す放射線加重係数で補正した線量

表2 組織加重係数(W_T)の勧告値

組　　織	W_T	$\Sigma\ W_T$
赤色骨髄、大腸、肺、胃 乳房(0.05)、残りの組織(0.05)*	0.12	0.72
生殖腺(0.2)	0.08	0.08
膀胱、食道、肝、甲状腺	0.04	0.16
骨表面、脳、唾液腺、皮膚	0.01	0.04
合　　計		1.00

*残りの組織：副腎、胸郭外部位、胆のう、心、腎、リンパ節、筋肉、口腔粘膜、膵、前立腺（男性）、小腸、脾、胸腺、子宮／子宮頸部（女性）
（　）内の数値は1990年勧告の値。

で、臓器・組織線量として用いる。臓器の吸収線量に放射線加重係数を掛け算して照射されたすべての放射線について足し算した値である。放射線加重係数は光子(X線、γ線)と電子(β線)が1、陽子2、α線、重イオンが20、中性子の場合はエネルギーの関数として連続曲線で表示されている。

「実効線量」は放射線影響の年齢差、性別による差、人種差、個人差を平均化した、誤差(不確実性)の大きな量であり、放射線防護の目的すなわち管理目標の設定とそのコンプライアンスの評価にのみ使用することを意図している。被ばくを受けた個人の後ろ向き(retrospective)な線量評価には被ばく状況を精査した上で、個人の特性に合った線量変換係数を用いる必要がある。

等価線量と実効線量の単位はJ/kgであるが、国際単位として特別な名称「シーベルト：Sv」が与えられている。等価線量のシーベルトか実効線量のシーベルトかが明確に判別できる記述をすることが勧告されている。

＜文献＞
1) 佐々木康人ほか: 徹底分析 国連による放射線影響調査— UNSCEAR 半世紀の歴史と将来展望—. エネルギーレビュー 26(3): 40-43, 2006
2) 佐々木康人: ICRP新勧告作成の経緯と主要な論点 1.改定始動時の考え方. Isotope News 641: 14-16, 2007
3) ICRP Publication 103 国際放射線防護委員会の2007年勧告. (社)日本アイソトープ協会, 東京, 2009
4) 佐々木康人: 放射線防護の最適化. Isotope News 689: 7-11, 2011
5) ICRP Publication 99 放射線関連癌リスクの低線量への外挿. (社)日本アイソトープ協会, 東京, 2011

LNTモデルがもたらす誤解

長瀧重信

長崎大学名誉教授、放射線影響協会理事長

1956年	東京大学医学部医学科卒、沖中内科入局	1997年	放射線影響研究所理事長
1961年	ハーバード大学留学	2002年	日本アイソトープ協会常務理事
1963年	東京大学第3内科助手、講師	2012年	放射線影響協会理事長
1980年	長崎大学第一内科教授、医学部長		原爆、チェルノブイリ事故、JCO事故などに携わる。

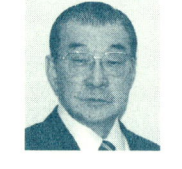

　低線量被ばくの影響について、科学者間で一致した結論が出るのは数十年先であるともいわれている。「真実に迫る」と努力しても現状では結論は出ない。LNTも、どの立場で、何のために使用するのか、を明らかにして議論せざるを得ないのが現状である。

　低線量被ばくの影響に関して科学的な立場（サイエンス）と、科学的事実を認識した上で放射線防護を考える立場（ポリシー）があり、この範囲は国際的に共通した知識、考え方として存在する。この範囲でのLNTは、閾値なし直線仮説（linear non-threshold：LNT仮説）と訳され、この仮説あるいはモデルは原爆被爆者の調査を基礎にしたものである。

　一方、上記の科学的事実を理解しないまま、低線量影響の議論に参加する立場がある。この立場の多くは、売名的、儲け主義的な目的を持って参加するもので、LNTも自分の主張に都合の良い部分だけを強調することが多い。この立場は表題のLNTの誤解に相当するかもしれない。

　しかしながら、放射線を浴びないようにする放射線防護のほかに、原爆、原発事故などにより放射線を浴びてしまった場合の低線量被ばくの影響も忘れてはならない。福島第一原発事故に関して低線量被ばくを取り上げる時、目標はこの立場の被害者の被害を最小にすることにある。被害者としての当然の要求にしたがって徹底的な除染を行い、被ばく線量を1mSv以下になるまで政府が責任を持つとしても、気の遠くなるような時間がかかることも認めざるを得ない現状である。

　今後の毎日の生活の中で、放射線の健康に対する被害を個人の被ばく線量に合わせて推定し、放射線の被害から逃れるための被害とのバランスを慎重に考慮し、被害者の被害を最小にするためのきめ細かい対話が必要である。その際、被害者の被害をさらに拡大するようなLNTの誤解・曲解は厳に慎むべきである。

はじめに

　低線量被ばくの影響については数十年も前からいろいろなレベル、さまざまな立場、また世界の多くの場所で議論されており、少なくとも科学者間の議論に一致した結論が出るのはさらに数十年先であるともいわれている。現在も少なくとも毎週、世界のどこかで低線量被ばくが議論されていると考えてもおかしくない。「真実に迫る」と努力しても現状では結論は出ない。LNTも、どの立場で、何のために使用するのか、を明らかにして議論せざるを得ないのが現状である。
　自然科学的に議論されている低線量の影響(サイエンス)と、科学的事実を認識した上で放射線防護の立場からの考え方(ポリシー)があり、この範囲は国際的に共通した知識、考え方として存在する。
　一方、上記の科学的事実を理解しないまま、低線量影響の議論に参加する立場がある。この立場の多くは、売名的、儲け主義的な特殊な目的を持って参加するもので、LNTも自分の主張に都合の良い部分だけを強調することが多い。この立場は表題のLNTの誤解に相当するかもしれない。
　しかしながら、低線量被ばくの影響は、そしてLNTは、科学的な議論だけではないという大きな特徴がある。放射線を浴びないようにする放射線防護のほかに、原爆、原発事故などにより放射線を浴びてしまった場合の低線量放射線の影響の考え方が含まれる。自分の意志に反して浴びた、放射線を浴びさせられた被害者としての加害者に対する怒りの立場がある。同時に被ばくしたことから自分の将来、子供の将来の健康に関する限りない不安を持つ立場がある。
　本稿では、LNTの科学的根拠からはじめて、LNTをめぐるさまざまな立場の紹介と、現在の日本で最も重要な課題である被災者、被害者の立場を中心に低線量の影響を、特にLNTについて述べてみたい。

LNTとは

　ためしにGoogleで検索したところ、想像以上にたくさんの項目が採用されている。閾値なし直線仮説(linear non-threshold：LNT仮説)と訳され、「放射線の被ばく線量と影響の間には、閾値がなく直線的な関係が成り立つという考え方」と書いてある。さらにこの仮説あるいはモデルは広島・長崎の被爆者の調査から得られたもので「放射線の影響は線量に比例して減少はするが、これ以下では影響が消失するという閾値があるという

証拠は見つからない」と記載されている。

LNTの基礎になる科学的事実～原爆被爆者の調査結果

　原爆に関しては大久保利晃先生がお書きになっているので、LNTに関する問題点だけを列記する[1]。
(1)固形がんの過剰リスクは、死亡率調査でも、罹患率調査でも被ばく線量が多くなるほど直線的に増加する。1,000mSvの過剰相対リスクは0.5である。
(2)疫学的な調査の限界として、100～200 mSv以下の被ばくの影響は認められない。UNSCEARの報告書に明記されている。
(3)しかし、100～200mSv以下の被ばく者のみについて求めた過剰リスクと被ばく線量との相関の直線は、大量の放射線被ばく(2,000mSv)まで含めた過剰リスクの直線と有意の差は認められない。しかし、この直線は0の横軸との有意の差も認められない。したがって閾値があるということも、閾値がないということも確認できない。
　この結果は、国際的に、例えばUNSCEAR[2]で合意されている。

LNTを勧告の基本とする放射線防護の考え方

　「ICRPとLNT」に関しては、佐々木康人先生がお書きになっているので、これもLNTに関する部分だけを列記する[3]。
(1)原爆被爆者の調査に基づき、UNSCEARが100～200mSv以下の低線量被ばくの影響は疫学的に認められないという報告は了承する。
(2)放射線防護という考え方として、安全のために閾値がないと仮定して(仮説、モデル)、原爆被爆者から得られた被ばく線量と過剰がんリスクの関係を0まで延長する。
(3)被爆者のデータをもとに、生涯がん死亡のリスク、被ばくが一瞬ではなく継続した場合の線量として計算し、1Svの被ばくで生涯のがん死亡リスクが5％増加するという直線を基本とする。
(4)この関係を他の職業(鉱山、造船からリスクの少ない事務的な職業まで)のリスクと比較し、職業として放射線に被ばくする場合のリスクは、生涯で1Sv、50年働くとして5年で100mSv、1年で20mSvに相当すると決める。
(5)一般の人(公衆)は、職業人の10分の1と決める。生涯で1,000の10

分の1、100mSvとすれば1mSv/年と表現する。

以上が公衆1mSv/年、職業20mSv/年が限度と決まった経過である。1mSvを超えたら影響が出る、危険であるという感覚はない。職業とするだけで20倍、50倍が限度になるということからも理解できることである。この考え方はICRPの勧告という形で国際的な合意、共通した考え方として受け入れられており、我が国の法律もこの勧告に準じている。緊急の場合は参考レベルとしての勧告があるが、おそらく前稿ですでに述べられていると思われるので、省略する。

LNTの誤解?

一方、上に述べた国際的に合意されている科学的事実、防護の考え方を理解していない、あるいは理解しても意図的に誤解して、低線量影響の議論に参加する立場がある。典型的な例は「1mSv以上の被ばくは避けなければいけないと国際機関も勧告し、日本の法律に書いてある。だから、1mSv以上の被ばくは危険である」と主張し、「1mSvでも危険である」などと低線量の恐怖をあおる立場である。これが誤解であり、曲解であることは前述のとおりで説明の必要もない。

もう一つの問題はLNTの直線の使い方である。図1、2に示すように1,000mSvの被ばくで原爆では0.5の過剰相対リスクの増加、あるいはICRPでは慢性被ばくとして生涯がん死亡リスクの5％の増加とした場

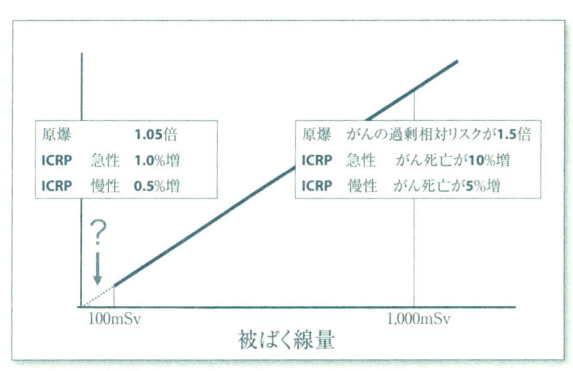

図1 被ばく線量と発がんリスクは直線関係
被爆者調査で、有意な影響は100〜200mSv以上。

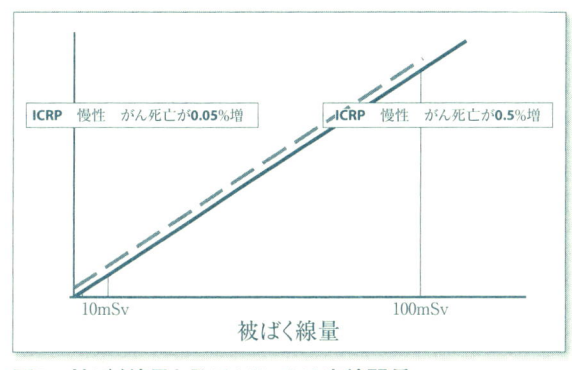

図2 被ばく線量と発がんリスクは直線関係
ICRPは放射線防護の考え方から、影響は100mSv以下も存在すると仮定する(LNT仮説)。

61

合、この％だけを利用すると、100mSv被ばくすると1,000人の中でがん死亡者が5人増加する。無視できない影響であるとなる。しかし、原爆被爆者の調査で100 mSv以下の影響が疫学的に認められないという理由は、日常生活のがんリスクにまぎれて放射線の影響が認められないということであり、原爆被爆者の調査で、100mSvでリスクが1.05倍とすると、肥満(1.22)、やせ(1.29)、運動不足(1.15)、野菜不足(1.06)など[4]はすべてこの1,000人の中で5人を上回っていることを意識的に省くべきではない。

さらにLNTの直線で一つの線量を選び、母集団を増やしていくと、がん死亡者の数は同じ割合で増加する。チェルノブイリ原発事故を例にとると、Chernobyl Forum がWienで発表された時に(2005年)[5]、がん死亡者を推定して4,000人と発表したところ、過小評価であると非難され、WHO Fact Sheet[6]では、低線量汚染地の500万人からの死亡推定者(0.1％、5,000人)を加えて9,000人、さらには近隣のヨーロッパの住民まで加えて13,000人などと議論したが、Kievの最終の報告書[7]では4,000人と変更しなかった。この時の推定の計算を表1に、当時の新聞のコピーを図3、4に示す。ここに比較的詳細に説明したのは、がん死亡者推定の計算が如何に不確かであるか、また如何に社会の興味を引くかを実例で示したつもりである。この表から、自然放射線量は20年間で48mSv(約50mSv)である。50mSvの被ばくでLNTによればがん死亡が0.25％増加する。ウクライナでは11万2,500人(人口4,500万人)が、ベラルーシでは2万4,000人(人口9,500万人)が自然放射線で死亡したという計算も可能である。

表1　チェルノブイリ原発事故の被ばくによるがん死亡者推定
3番目までで4,000人。500万人の20年間の追加被ばく線量が10～20mSvの住民を入れると被ばくによるがん死亡推定者が5,000人増加して9,000人となる。この計算では100mSvで1％の死亡推定者になっているので、その横に慢性被ばくとして0.5％/100mSvの計算も筆者が書き加えた。この不確かな推定値が報道の中心となった。

被ばく者数(被ばくした年数)	人数	20年間の被ばく線量(mSv)	がん死亡推定者(被ばく者の％)	
清掃作業従事者(1986～1987)(高線量被ばく)	240,000	>100	2,400 (1％)	1,200 (0.5％)
避難者数(1986)	116,000	>33	383 (0.33％)	191 (0.165％)
高汚染地の住民(1986～2005)(土壌の汚染555kBq/m^2)	270,000	>50	1,350 (0.5％)	675 (0.025％)
低汚染地の住民(1986～2005)(土壌の汚染37kBq/m^2)	5,000,000	10～20	5,000 (0.1％)	2,500 (0.05％)
自然放射線量(2.4mSv/年)		48		

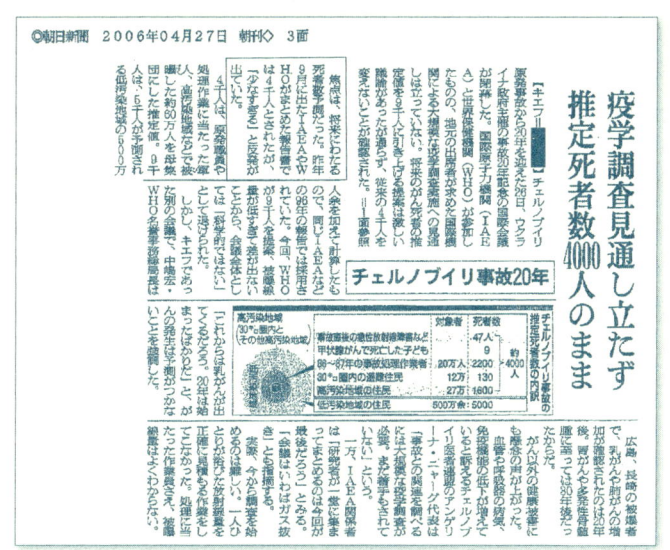

図3　2006年のKievの国際会議後の新聞記事
4,000〜9,000人にしなかったことの批判記事。
2006年4月27日朝日新聞朝刊3面より。

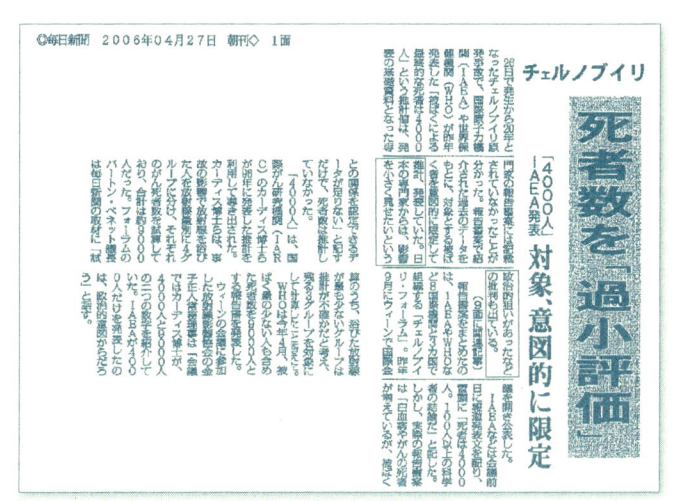

図4　2006年のKievの国際会議後の新聞記事
過小評価、意図的に限定などの文字が見える。
2006年4月27日毎日新聞朝刊1面より。

　詳細を書く余裕はないが、このようなLNTの直線の利用は正しくないとICRPが非難し[8]、25年目のUNSCEARの報告[9]ではこの項目は削除されている。それでも、類似の計算方法により、現在でもチェルノブイリ原発

事故で80万人が死亡したとの主張も存在し[10]、その詳細な反論も発表されている[11]。

このような議論は、特殊な目的を持って議論に参加するもので、LNTも自分の主張に都合の良い部分だけを強調することが多い。

放射線に自分の意志に反して被ばくした、被ばくさせられた被ばく者の立場

一方、自分たちの意志とは全く関係なく、原発事故によって被ばくさせられた被ばく者、被害者の立場がある。今までの生活を奪われ、不安の中に過ごす被ばく者、被害者は、加害者に対する大きな怒りがあり、一刻も早く事故の前の状態に戻せと加害者に要求する気持ちがある。前に戻せということであれば、事故による被ばくは当然1mSv/年以下にしなければならないし、環境のセシウムは0になることを要求することになる。さらに、被害者の方々の思いは一人ひとり異なるものである。例えば、汚染されていても今までのところで生活を続けたい方、一刻も早く避難したい方、いったん避難しても帰りたい方、帰りたくない方、など思いがさまざまであろう。この方々の援護が福島第一原発事故対応の中心であり、原発賛成あるいは反対を唱える立場の方も、被害者救済が中心であることに反対の方はいないと信じている。

考察

科学的立場、放射線防護の立場のように国際的に合意の存在する範囲、自らの主張のために誤解、曲解する立場、被害者として加害者に事故前に戻せと要求する立場などを述べてきた。また現在の最重要な課題は、被害者の援護であることも述べた。

以上を総合して被害者の援護を中心にLNTを考察する時、被害者の損害を最小にすることが最重要な課題になる。被ばくを避ける避難の途中で数十人が亡くなり[12]、また、避難生活で数百人が亡くなったと報告[13]されている。放射線に対する恐怖のために、放射線の被害から逃れるために、避難して、その避難のために死亡したことは、放射線の被害と放射線の被害から避けるための被害のバランスが取れない典型的な例である。このバランスは被害者の援護に関して最も重要なことと理解しなければならない。

被害者としての要求をすべて満足するため徹底的に除染し、被ばく線量を1mSv以下になるまで政府が責任を持つとしても、気の遠くなるような時間がかかることも認めざるを得ない現状である。現状を念頭に今後の毎日の生活の中で、放射線の健康に対する被害を個人の被ばく線量に基づいて推定し、その放射線の被害から逃れるための被害とのバランスを考慮して、被害者の被害を最小にするためのきめ細かい対話を続けなければならない。その際に被害者の被害をさらに拡大するようなLNTの誤解・曲解は厳に慎むべきである。

<文献>
1) 放射線影響研究所 要覧. http://www.rerf.or.jp/shared/briefdescript/briefdescript.pdf
2) UNSCEAR 2010 Report: "Summary of low-dose radiation effects on health". http://www.unscear.org/docs/reports/2010/UNSCEAR_2010_Report_M.pdf
3) 1990 Recommendations of the International Commission on Radiological Protection: ICRP Publication 60. http://www.icrp.org/publication.asp?id=ICRP%20Publication%2060
4) 国立がん研究センターホームページ 3.放射性物質と被ばく・発がんに関する情報、1)放射性物質と発がんについて. http://www.ncc.go.jp/jp/shinsai/pdf/shiryo3.pdf
5) CHERNOBYL: Looking Back to Go Forward Proceedings of an international conference, Vienna, 6〜7 September 2005. http://www-pub.iaea.org/MTCD/publications/PDF/Pub1312_web.pdf
6) Health effects of the Chernobyl accident: an overview April 2006. http://www.who.int/ionizing_radiation/chernobyl/backgrounder/en/index.html
7) Chernobyl's Legacy: Health, Environmental and Socio-Economic Impacts and Recommen-dations to the Governments of Belarus, the Russian Federation and Ukraine, Second revised version, 2006. http://www.iaea.org/Publications/Booklets/Chernobyl/chernobyl.pdf
8) The 2007 Recommendatioons of the International Commission on Radiological Protection: ICRP Publication 103. http://www.icrp.org/publication.asp?id=ICRP%20Publication%20103
9) UNSCEAR 2008 REPORT、Annex D: Health effects due to radiation from the Chernobyl accident. 2011 http://www.unscear.org/unscear/en/publications/2008_2.html
10) "The Chernobyl Catastrophe? Consequences on Human Health", Chernobyl death toll grossly inderestimated, GreenPeace(18 April 2006). http://www.greenpeace.org/raw/content/international/press/reports/chernobylhealthreport.pdf（2012年8月現在Websiteも書籍も入手できないが、筆者は所有している）

11）Balonov MI: On protecting the inexperienced reader from Chernobyl myths. J Radiol Prot 32: 181-189, 2012 http://iopscience.iop.org/0952-4746/32/2/181
12）国会事故調査委員会報告書。4.2.3 病院の全患者避難 1）避難の実態、b.救えなかった60人の命: 381. http://naiic.go.jp/pdf/naiic_honpen_honbunALL.pdf
13）東日本大震災における震災関連死に関する報告（復興庁、平成24年8月21日）. http://www.reconstruction.go.jp/topics/240821_higashinihondaishinsainiokerushinsaikanrenshinikansuruhoukoku.pdf

見直された国民線量

鈴木敏和
放射線医学総合研究所緊急被ばく医療センター

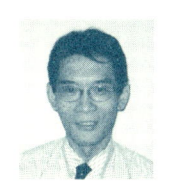

1953年、千葉市生まれ。北海道大学工学部原子工学科卒。富士電機にて中性子レムカウンタ、アモルファスシリコン半導体検出器、個人線量計、エリアモニタ等を開発。Saint-Gobainを経て2003年より放射線医学総合研究所。現緊急被ばく医療研究センター被ばく線量評価部外部被ばく評価室長。研究スコープは3次元位置有感型検出器、体外計測器、放射能測定装置。現在、多チャンネルCZT半導体検出器に没頭中。

　生命の誕生に紫外線や放射線のエネルギーは大きな役割を果たし、人類も放射線とかかわりながら進化を続けてきた。そして、化学物質や活性酸素、紫外線などと同じくDNAに損傷を与える放射線についても、ヒトはその損傷修復機能を獲得してきた。
　このように深く人間生活とかかわる放射線であるが、ごく最近まで、我が国で放射線と言えば、X線撮影、原爆、原発程度の連想しか与えない存在であった。
　それが、福島第一原発事故を契機として身近な存在として認識されるようになると、量的判断基準を持たない多くの国民は、錯綜する情報や不正確な報道により不安感を煽られる結果となった。
　そのような中、2011年12月に19年ぶりの国民線量見直しが行われた。
　国民線量とは、日本国民1人あたりの年間平均実効線量である。これは「医療被ばく」「自然放射線」「諸線源による被ばく」「核実験フォールアウト」「職業被ばく」「原子力・RI関連施設による公衆被ばく」の6カテゴリ合計の線量で、その99.8％を「医療被ばく」と「自然放射線」が占めている。
　本章はその数値と算出根拠を取りまとめたもので、放射線に対するひとつの判断指標を与えることを目的としている。

はじめに

　2011年12月、日本国民が1年間に受ける1人あたりの平均実効線量、いわゆる国民線量が19年ぶりに改定された。そのうち、医療被ばくと自然放射線からの被ばく線量が大きく見直されたことから、その根拠を踏まえて解説する。

医療被ばく

　原子放射線の影響に関する国連科学委員会(UNSCEAR)2008年報告によれば、自然放射線に起因する1人あたりの実効線量[*1]は世界平均で2.4 mSv/年であり、2000年報告と変化はない。しかし、2000年に0.43mSv/年であった人工線源に起因する線量は2008年では0.65mSv/年に増加した。人工線源からの被ばくではその98％を放射線診断が占めることから、増加要因は放射線診断にある。これは検査頻度からも明らかで、2000年に246,250万回[1)]であった検査回数は2008年では365,570万回[2)]に増えている。放射線診断に起因する線量は国による偏在が顕著で、世界人口の24％を占める医療レベルⅠ(医師1名あたり人口数1,000人以下)の国々では2mSv/年に達するが、世界人口の49％を占める医療レベルⅡ(医師1名あたり人口数1,000～3,000人)の国々では0.32mSv/年、その他の国々では0.03mSv/年でしかない。ここで放射線診断とは医科放射線診断と歯科放射線診断に核医学診断を加えたもので放射線治療は含んでいない。

　1989年に丸山[3)]らが調査した国内の放射線診断による線量は2.37mSv/年であった。このうちX線CT検査によるものは0.8mSv/年に過ぎなかったが、2000年の西澤[4)]らの調査では2.3mSv/年に増加している。2011年に発表された新版生活環境放射線[5)]によれば放射線診断による国民線量に対する寄与線量は3.87mSv/年となった(表1)。これは2000年以降、日本のCT検査数は大きく変化しておらず、一般X線診断、胃の集団検診、胸部の集団検診、歯科X線診断、核医学診断による線量は1989年と同等との仮定に基づいている。

表1　医療被ばくによる国民1人あたりの年間実効線量

線　源	実効線量(mSv/年)
X線診断	1.4700
X線CT検査	2.3
集団検診(胃)	0.038
集団検診(胸部)	0.0097
歯科X線	0.023
核医学	0.034
合　　計	3.87

自然放射線

1. 外部被ばく

　医療被ばくに次いで、国民線量への寄与割合が高い線源が自然放射線である。

---

*1：以降、線量とは1人あたりの実効線量(外部被ばくの場合)若しくは預託実効線量(内部被ばくの場合)を意味する。

自然放射線は宇宙放射線と大地放射線に大別されるが、宇宙放射線はその発生源により、銀河宇宙線、銀河系外宇宙線そして太陽粒子線に細分される。大気圏内での被ばくに結び付くのは銀河磁場の内側に捉えられている銀河宇宙線であり、その85％が陽子、12％がα線、2％が電子、残る1％がより重い原子核で構成されている。電荷を持たない中性粒子や超高エネルギー粒子は銀河磁場の束縛を受けないため、銀河系外宇宙線のように他の銀河からも侵入してくるが、その割合は極めて少ない。

　太陽はその8割が水素でできており、周辺はコロナと呼ばれる陽子を主成分とするプラズマ状物質に包まれている。コロナが外に向かって吹き出しているのが太陽風で、この流れが銀河宇宙線を太陽系外にはじきだしている。太陽の磁場は、ほぼ11年周期で強弱を繰り返しているが、地場が弱くなり吹き出すプラズマ量が減少すると銀河宇宙線が地球に到達する割合が増え、大気圏内線量の増加をもたらす。太陽風を起源とする太陽粒子線はエネルギーが低く、大気圏内線量の増加には殆ど寄与しない。

　大気圏に侵入した宇宙放射線は分厚い大気層と衝突し、エネルギーを失うが、一部の高エネルギー粒子は大気原子を破砕してμ粒子、中性子、電子、光子、陽子、π粒子をシャワー状に発生させる。これら放射線は高度や緯度に依存して強度が異なり、例えば、極付近のほうが赤道付近よりも線量は高い。旅客機の飛行高度である11,000mでは、中性子を主体として地上の100倍程度の線量率があることから2007年度の日本人渡航者数をもとに、国民1人あたりの線量を計算すると寄与線量は0.004mSv/年[5]となる。

　なお、海面レベルでの直接電離成分による線量寄与は、屋内と屋外の滞在時間比率を8：2とすれば0.28mSv、中性子成分による線量寄与は0.1mSv[2]である。この世界平均値の合計0.38mSvに対し、日本では緯度の違いから寄与線量は0.30mSv/年[5]と評価されている。

　一方、誕生直後の地球では、宇宙空間から取り込まれた多種の放射性核種が存在していた。その後、46億年という地球年齢を経て半減期の短い核種は崩壊が進み安定な元素へと移行したが、長寿命の核種は現在に至るまで地殻に残存している。その主なものは^{40}K（12.7億年）、^{238}U（45億年）、^{232}Th（140億年）、^{87}Rb（475億年）、^{176}Lu（378億年）、^{147}Sm（1,060億年）、^{138}La（1,350億年）である[*2]。これら地球起源核種から放出されるγ線が大地放射線と呼ばれ、その中で被ばく線量に寄与するものは^{238}Uとその子孫

---

*2：（　）内は半減期。

核種(ウラン系列)、^{232}Thとその子孫核種(トリウム系列)そして^{40}Kである。そのため、地質に依存した地域差が見られ、日本では糸魚川—静岡構造線を境として西日本の線量率が高い。これは線量率が玄武岩の約4倍ある花崗岩の分布が西日本に多く、東日本では玄武岩や安山岩の比率が高いことによる。日本全体での寄与線量は0.33mSv/年[5]と評価されており、これは世界平均の0.48mSv/年[2]より3割ほど低い。

2. 内部被ばく

　宇宙放射線が大気中の窒素や酸素と破砕反応を引き起こした結果、宇宙線起源核種が生成されるが、被ばくで考慮すべきは人体の代謝に関与する^{3}Hと^{14}Cである。

　^{3}Hは皮膚からも侵入しうるが、その大部分は水の形態で経口摂取される。2010年の濃度推定値は自由水で0.5Bq/l、組織結合水で0.8Bq/lと評価されており、1日あたりの水の総摂取量を自由水換算で2.5lとすれば、寄与線量は8.2×10^{-6}mSv/年[5]と計算される。

　^{14}CはCO_2の化学形で大気及び地表水に存在するが、その放射能濃度に大きな差はなく、2003年度の調査では炭素1gあたりの濃度は約0.24Bq/gと評価されている。呼気として体内に入った気体状^{14}Cはそのまま体外に出てしまうため、被ばく線量寄与は無視しうる。経口で摂取される総炭素量は1日あたり約300gであるが、自然放射線に起因する^{14}Cの割合は約80%であることから寄与線量は0.01mSv/年[11]と計算される。

　^{238}Uの子孫核種ラドン(^{222}Rn)、そして^{232}Thの子孫核種トロン(^{220}Rnの通称)は最も重い希ガスであり、崩壊の過程で唯一存在する気体である。そのため、土壌や岩石中に存在する固相のウラン系列やトリウム系列から気体として空間に拡散する。希ガスであるために体内に沈着することはなく、内部被ばくへの寄与は小さいが、それぞれが3.82日と55.6秒で崩壊して生成された子孫核種粒子の吸入が問題となる。日本国内で評価された屋外の平均ラドン濃度は5.5Bq/m^3、住居内で11Bq/m^3、職場・公共施設の屋内で15.3Bq/m^{3}である。線量換算係数9nSv/(Bqh/m^3)[1]を用いて、屋外、住居内、職場・公共施設の屋内について、ラドン濃度と生活時間の割合[6]から計算された寄与線量は0.37mSv/年[5]である。

　トロンは半減期が短いことから、同じ室内でも濃度分布が異なり、特に子孫核種濃度の測定例は非常に少ない。しかし、国内平均値と世界平均値に大きな違いはないと考えられることから、世界平均と同じ0.09mSv/年[1]が採用されている。また、ウランやトリウムの微粒子吸入による線量には

国内に十分なデータがなく、世界平均と同じ0.006mSv/年[1]とみなしている。

タバコにはウラン系列の子孫核種が取り込まれており、その主成分は^{210}Poと^{210}Pbである。これらの放射能は平均14mBq/本[5]であり、喫煙時のタバコの燃焼温度600～800℃により1割前後が主流煙へと移行する。そのため日本人喫煙者の平均年間線量は0.051mSvと計算されるが、平成17年度国民健康・栄養調査報告書[7]に基づいて、国民1人あたりの年間線量に換算すると寄与線量は0.01mSv/年となる。

食品も同様で、内部被ばくに寄与するのはラドンの子孫核種が支配的である。日本人の食品摂取による寄与線量0.8mSv/年[8]のうち、^{210}Pbの線量寄与は0.058mSvだが、^{210}Poは0.73mSvに至る。これは先のリトビネンコ氏暗殺にも用いられた極めて比放射能の高い核種であるが、その86％は魚介類からの摂取が占めており日本人の食生活が反映されている。

一方、飲食で摂取されるカリウムは1日あたり平均で2,287mg/日[5]と評価されている。カリウム1gあたりの放射能濃度は31.9Bq/gであるから、1日で約73Bqを経口摂取することとなるが、ホメオスタシスによりほぼ同量が排泄されてしまうため、^{40}Kによる被ばく線量は体内量から算出される。これによれば寄与線量は0.18 mSv/年[9]と報告されている。

自然放射線による寄与線量を合算すると2.10mSv/年となり(表2)、1992年に発表された1.5mSv/年[10]に比べて4割ほど高い。この線量増加の主たる要因は^{210}Poにあるが、これは前回の評価では人体中の^{210}Po濃度データが極めて乏しかったことに起因している。

表2 自然放射線による国民1人あたりの年間実効線量

線源			実効線量(mSv/年)
外部被ばく	宇宙放射線		0.3
	大地放射線		0.33
内部被ばく	宇宙放射線	^{3}H	8.20E-06
		^{14}C	0.01
	大地放射線	ラドン	0.37
		トロン	0.09
		ウラン・トリウム	0.006
		喫煙(^{210}Po、^{210}Pb等)	0.01
		食品(^{210}Po、^{210}Pb等)	0.8
		食品(^{40}K)	0.18
合計			2.10

他の線源からの被ばく

1. 諸線源による被ばく

　一般消費財に放射性物質を含む代表的なものは夜光時計であったが、1998年以降、すべての日本製品は長残光性夜光塗料に切り替わり、一部の輸入品を除いては流通していない。また、初期の火災報知機には7～37kBqの^{241}Amが使われていたが、現在では99％が非放射性である。他に電気溶接棒やグロー放電管、ラドン温泉浴素、マフラー触媒、健康用品などに放射性物質を含むが、これらからの被ばくは無視できるほど小さく0.00005mSv/年以下[5]である。

　本カテゴリーで寄与の主体となるのは、前述した宇宙放射線に起因する航空機乗客の外部被ばくであり、寄与線量は0.004 mSv/年である。

2. 核実験フォールアウト

　大気圏内核実験は1945年から始まり、1980年までに合計543回行われた[1]。実験終了後、その影響は年ごとに低下し、現在では長半減期の^{90}Sr、^{137}Cs、$^{239+240}$Puが経口摂取により線量寄与する主たる核種となっている。2009年に出された研究成果[8]によれば、^{90}Sr、^{137}Cs、$^{239+240}$Puによる寄与線量はそれぞれ0.0017mSv、0.00078 mSv、0.0000097mSvで、その合計は0.0025mSv/年となる。なお、チェルノブイリ原発事故の影響で主たる降下物はセシウムとストロンチウムであったが、事故の起きた1986年に一時的に増加が見られたものの長くは持続せず、1990年には事故以前よりも低いレベルにまで回復している。

3. 職業被ばく

　職業被ばくに関しては、国としての一元管理がなされておらず、個別の民間統計データに頼らざるを得ない。図1は事業分野別に分析された2009年度の平均線量[5]であるが、原子力事業分野が1.10mSvと平均の3倍に達していることがわかる。次いで線量の高いのは非破壊検査分野であるが、従事者数が4,313名と少なく、集団線量としては高くない。従事者数が最も多い一般医療分野は年平均線量も0.33mSvと相対的に高く、集団線量は最も大きくなる。この一般医療分野で年間の被ばく線量が20mSvを超える人数が最も多い職種は医師で、診療放射線技師の約2倍である。これら全体の集団線量の合計は185,177.44人/mSvであり、国民1人あたりの年間実効線量に換算すると0.00145 mSv/年の寄与となる。

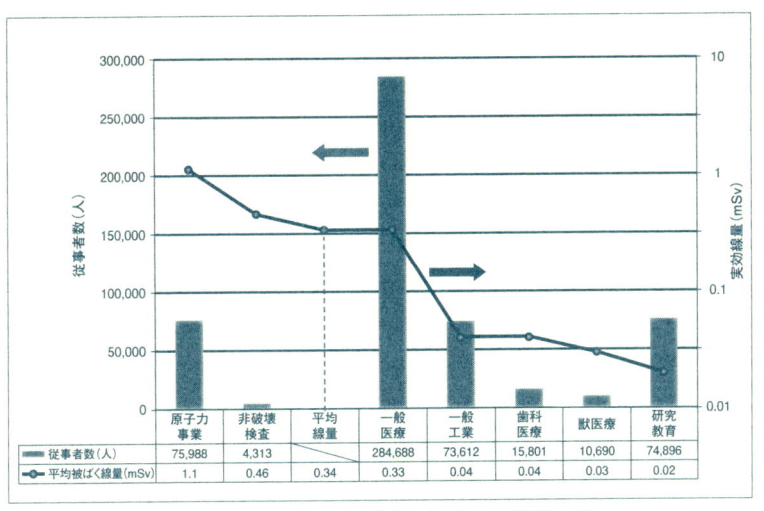

図1　職業被ばくにおける分野ごとの平均被ばく線量と従事者数

	原子力事業	非破壊検査	平均線量	一般医療	一般工業	歯科医療	獣医療	研究教育
従事者数(人)	75,988	4,313		284,688	73,612	15,801	10,690	74,896
平均被ばく線量(mSv)	1.1	0.46	0.34	0.33	0.04	0.04	0.03	0.02

　この統計には含まれないが、航空機乗務員の年間実効線量平均値を2.0mSvとし、2007年度の乗務員数18,000人から計算すると集団線量は36,000人/mSvとなる。これは職業被ばくに起因する国民1人あたりの線量を約20％増加させることになる。

4. 原子力・RI関連施設による公衆被ばく

　原子力・RI関連施設からの放出放射能寄与は非常に少なく、年間で商用原子力発電所からは7.7×10^{-7}mSv、研究用原子炉からは2.2×10^{-11}mSv、加速器施設からは2.3×10^{-9}mSv程度である。核燃料再処理施設に関しては2007年11月4日に起きたガラス溶融炉の試運転不調以来停止しており、環境放出は評価対象外となっている。

　一般に原子力発電所は通常運転時にも希ガス放出があるが、中でも半減期10.73年の^{85}Krは全地球規模で蓄積しており、その線量寄与は0.0001mSv[1]に上る。そのため、原子力・RI関連施設からの線量は大気中の^{85}Krが主体となり、寄与線量は0.0001mSv/年となる。

まとめ

　2011年にまとめられた国民線量は年間5.98mSvとなった(**表3**)。医療被ばくと自然放射線でその99.8％を占めるが、前回、1992年の国民線量

評価時における双方の合算線量3.73mSvに比べて60％の増加となった。

表3 国民線量

線　源	実効線量 (mSv/年)
医療被ばく	3.87
自然放射線	2.1
諸線源による被ばく	0.004
核実験フォールアウト	0.0025
職業被ばく	0.0015
原子力・RI関連施設による公衆被ばく	0.0001
合　　計	5.98

＜文献＞
1) UNSCEAR: Source and Effect of Ionizing Radiation, UNSCEAR 2000 Report
2) UNSCEAR: Source and Effect of Ionizing Radiation, UNSCEAR 2008 Report
3) 丸山隆司編: 生活と放射線. 放医研環境セミナーシリーズ No.22. 放射線医学総合研究所, 1995
4) 西澤かなえほか: CT検査件数及びCT検査による集団実効線量の推定. 日本医学放射線学会雑誌 64(3): 151-158, 2004
5) (財)原子力安全研究協会: 新版 生活環境放射線(国民線量の算定), 平成23年12月
6) 総務省統計局: 平成18年社会生活基本調査
7) 厚生労働省: 平成17年国民健康・栄養調査報告書
　総務省: 平成17年国勢調査
8) Ota T et al: Evaluation for committed effective dose due to dietary foods by the intake for Japanese adults.J Health Phys 44: 80-88, 2009
9) Sugiyama H et al: Internal exposure to ^{210}Po and ^{40}K from ingestion of cooked daily foodstuffs for adults in Japanese cities. J Toxicol Sci 34: 417-425, 2009
10) (財)原子力安全研究協会: 生活環境放射線(国民線量の算定), 平成4年8月
11) 新版 生活環境放射線(国民線量の算定) 1.2.6項に計算上の誤りがあるため、筆者が訂正

低線量被ばくは
本当に許容できないのか?

鈴木　元

国際医療福祉大学クリニック

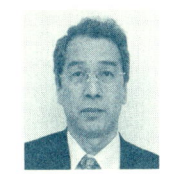

国際医療福祉大学クリニック院長。専門分野：放射線病理学、免疫学、放射線疫学。1975年東京大学医学部医学科卒。米国NIH留学より帰国後、放射線医学総合研究所にて免疫学および被ばく医療の基礎研究を実施する傍ら、全国的な被ばく医療体制整備に携わる。1999年JCO臨界事故では、重症患者の主治医団に加わる。2000年より放射線影響研究部臨床研究部長、2004年より国立保健医療科学院生活環境部長を経て現職。

　福島第一原発事故以来、国民の間には、微量の内部被ばくや低線量・低線量の遷延被ばくのリスクに対する不安が高まっている。その背景には、科学的根拠のないまま、不安をあおる人々がいる。私たちは、放射線生物学や放射線疫学のデータに基づき、内部被ばくや遷延被ばくのリスクを正しく国民に伝える必要がある。原爆被爆者の疫学データから直線閾値なし(LNT)仮説に基づき遷延被ばくによる年間数mSvの外部被ばくのがんリスクを推計すると、あったとしてもそのリスクの大きさは生涯がんリスクが10歳男児(女児)で30%(20%)が30.1%(20.1%)に増加する程度である。その増加の大きさは、肥満や野菜不足のがんリスクより一桁以上小さく、バックグラウンドのがん死亡率のばらつきに隠れてしまい、検出困難なレベルである。10mSv未満の極低線量被ばくになると、DNA損傷が生体の細胞に蓄積されるか否か、未だ結論が出ていない。肺結核患者の医療被ばく集団の調査は、週1回10mSvの被ばくを繰り返した場合、乳腺組織では被ばく影響が蓄積されるが、肺組織では蓄積されないことを示している。自然放射線レベルが高いインド・ケララ地方の約10年にわたるコホート調査結果は、年間4〜70mSvの被ばくを受けている住民であっても、放射線がんリスクがゼロであることを示している。微量の被ばくを恐れるあまり、チェルノブイリ原発事故後に堕胎やアルコール中毒や心身症が増加した苦い経験を、日本で繰り返してはならない。

被ばく受容レベルの認識は個々人で異なる

　福島第一原発事故をきっかけに、国民の間に放射線一般に対する忌避感情が高まっている。その影響は、必要なX線検査であっても医療被ばくを避けたいと思う患者の増加として、医療現場にも及んでいる。放射線に対

する忌避感情が醸成された背景は一様ではない。反核の立場から半ば確信犯的に人工的な核分裂生成物の危険性を過剰に訴える人もいれば、原発事故を起こした東電や政府対応に対する怒りと不信感から国際的に認められてきた基準とは違う基準を信じたいと思う人々や、放射線健康影響リスクの大きさが分からないため不安が先行している人々など様々である。このような状況のなかで、被ばくの許容レベルに関するコンセンサスを再構築することが求められている。

　福島第一原発事故以前、国際放射線防護委員会(ICRP)の平時の(「計画被ばく」時の)公衆被ばく限度である年1mSvが被ばく受容レベルとして定着していた。一方で、ICRPは、核災害や放射能テロの後や、屋内ラドンのような管理されていない線源からの被ばく状況を想定して「現存被ばく状況」における参考線量バンドを年1～20mSvと定めていた。福島第一原発事故により、福島県や近隣県の一部が「現存被ばく状況」に陥り、実際問題として、その地域で生活を維持するためには、これから何年かの間、否応なく被ばくの受容レベルを年1～20mSvの間のどの値かに上げざるを得ない。その場合、ICRPが推奨しているから大丈夫だといった議論では、住民の不安を取り去ることは難しい。また、福島県から遠く離れた地域の住民は、自分たちが「現存被ばく状況」に合わせる必要はないと思っている。このような状況では、「現存被ばく状況」で生活する住民に対して、そうでない住民から差別が発生する場合があることは、チェルノブイリ原発事故でも、ブラジル・ゴイアニア事故でも共通している。ストレスをかかえながらの生活では、思わぬ健康影響が発生しかねない。一般の方には理解が難しくとも、放射線生物学や疫学データを基に低線量放射線リスクを丁寧に説明し、一部の低線量リスクを過大に評価する説に対して有効な反論を行う必要がある。そして、住民が受けるであろう被ばく線量を明示的に示して、住民1人1人が被ばくリスクの大きさを理解するための契機にしていく必要がある。最終的には、ストレスなしに「現存被ばく状況」で生活するため、平時とは異なる被ばく受容レベルを安心して受け入れてもらうのが目標である。

被ばくの受容レベルを判断する科学的基礎データ

1. 原爆被爆者の疫学データ

　世界でもっとも精緻な放射線健康影響の疫学調査集団は、ABCC/放射線影響研究所が1950年から継続している広島・長崎の原爆被爆生存者の疫

学調査である。その調査結果は、原子放射線の影響に関する国連科学委員会(UNSCEAR)やICRPが被ばくリスクを算定する場合のゴールドスタンダードとなっている。

　原爆被爆者の疫学調査の1つである「寿命調査」のデータを以下に紹介する。最新のデータは、1958年から1998年までのがん罹患をエンドポイントとした解析結果[1]および1950年から2003年の観察期間中のがんおよび非がん死亡をエンドポイントとした解析結果[2]である。がん罹患に関しては、図1のような線量効果関係を示す。縦軸は過剰相対リスク(ERR)、

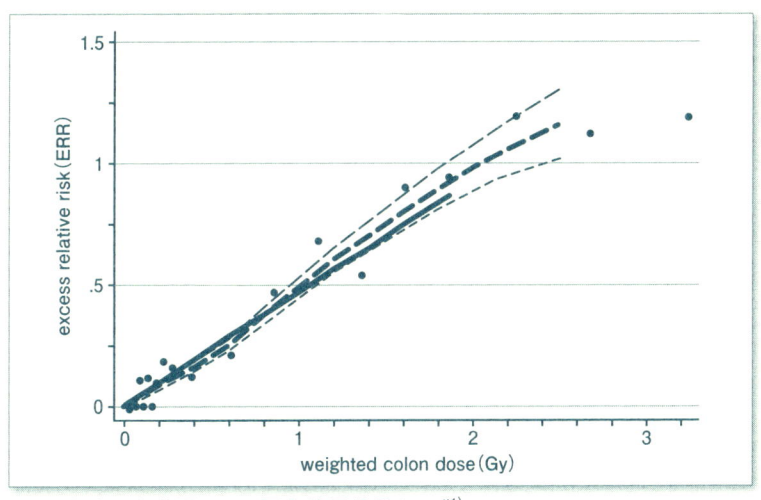

図1　寿命調査集団のがん罹患線量効果カーブ[1]
各点は、当該線量区分のERRを、太い破線は各点をスムージングして繋ぐ曲線、上下の細い破線は、1SEの範囲を示す。太い直線は直線閾値なし(LNT)モデルで引いた直線ラインを示す。この図では、150mSv以上でLNTモデルが有意となる[1]。

表1　寿命調査集団にみるがん・白血病生涯リスク[3,4]

被ばく時年齢	性	100mSvあたりのがん死亡生涯リスク(%)	バックグラウンドがん死亡リスク(%)	100mSvあたりの白血病死亡生涯リスク(%)	バックグラウンド白血病死亡リスク(%)
10	男性	2.1	30	0.06	1
10	女性	2.2	20	0.04	0.3
30	男性	0.9	25	0.07	0.8
30	女性	1.1	19	0.04	0.4
50	男性	0.3	20	0.04	0.4
50	女性	0.4	16	0.03	0.3

横軸は大腸線量(Gy)を示す。相対リスク(RR)は、5mSv未満のコントロール集団に較べて被ばく集団が何倍多くがん罹患するか示しており、過剰相対リスクは、(ERR＝RR－1)として計算される。この図は、30歳の時に被爆し、70歳になった時のERRとして標準化されたグラフである。放影研は、中性子線加重係数を10として計算した加重吸収線量(Gy単位)で表示しているが、中性子の寄与率が小さいので、ほぼSv表示に等しい。混乱を避けるため、本文ではSv単位で統一する。

図1から、低線量域から高線量域まで直線閾値なし(LNT)モデルがフィットすることが見て取れる。リスクの大きさ(ERR/Sv)は、男性で0.35、女性で0.58、男女あわせると0.47である。一方、この図では150mSv未満でリスクが直線的に減少しているとは統計的に判定できない(有意ではない)。このため、中高線量急性被ばくから得られたリスク係数を100mSv未満の低線量被ばくあるいは低線量率の遷延被ばくに援用する是非に関しては議論があり、後で触れたい。

リスクの表現方法には、この他、単位線量あたり何人の過剰がん罹患(死亡)数が増えるかを示す過剰絶対リスク(EAR)や、性年齢区分別の相対リスク値と生命表を使い、70歳時のリスクを計算する生涯リスクがある。一般の方には、生涯リスクが分かりやすいと思うので、以下紹介する(表1)。表では、男女別に10、30、50歳の日本人の被ばくしなかった場合(バックグラウンド)のがん死亡および白血病死亡リスク(第4、第6カラム)、100mSv急性被ばくした場合に増加するリスク(％)を示す(第3、第5カラム)。例を挙げれば、10歳男児は、生涯30％のがん死亡リスクと1％の白血病死亡リスクを持っているが、100mSv急性被ばくすると、それぞれ32.1％と1.06％に増加する。仮にLNT仮説が正しいとすると、5mSvの急性被ばくでのリスク増加分は、がん死亡で0.1％、白血病死亡で0.003％となる。

2. 培養細胞実験、動物実験における低線量、低線量率被ばく実験

培養細胞を照射後に生き残った細胞を使って、低線量域での染色体異常頻度の線量効果関係が調べられている。Iwasakiらは、染色体異常細胞自動解析装置を使い、観察者バイアスのかからない実験を実施した。その結果、染色体異常頻度は低線量域まで直線性を保っており、20mSvまで統計的に有意であった[5]。一方、照射直後のDNA損傷修復前の細胞をγ-H2AXフォーカス法で検討したRothkammらは、ほぼ1mSvまで直線的な線量効果関係があることを報告している[6]。興味深いことに、1mSvの被ばくで

生じたγ-H2AXフォーカス(DNA二重鎖切断箇所)は、修復されることなく、細胞分裂を誘導すると消失した。1mSvは、γ線にはじき飛ばされ電子が細胞核に平均して1個ヒットする線量(素線量)であり、素線量でも確率的にDNA二重鎖切断を引き起こせるものの、それ自体では修復機転を誘導できないことを示している。同じ研究グループは、2.5mSvの被ばくで生じたγ-H2AXフォーカスであっても、DNAの酸化損傷を起こす過酸化水素を作用させると修復機転が誘導されることを報告している[7]。これらの結果は、仮に組織幹細胞が素線量にヒットして確率的にDNA二重鎖切断が起きたとしても、細胞周期の期間中に追加的なDNA損傷が起こらない限り、DNA二重鎖切断は修復されず、傷ついた幹細胞は生体から駆除されることを示唆している。すなわち、素線量未満の瞬間的被ばくでは、Iwasakiらの実験で確認された20mSv以上の瞬間的被ばくの場合とは異なり、それ単独のDNA損傷レベルでは修復機転が作動せず、結果として子孫細胞に突然変異が残存する確率が大きく低下することを示唆している。

組織幹細胞の細胞周期と素線量被ばくを意識した動物実験は、未だ少なく、今後の研究課題である。環境科学技術研究所の田中らのグループは、マウスの低線量率長期被ばく実験を行っている。各群2,000匹で400日間1mSv/日(合計400mSv)、ないし0.05mSv/日(合計20mSv)で連続照射した実験では、剖検時のマイクロがんや良性腫瘍所見を含めても、腫瘍の過剰発症は認められていない[8]。

低線量被ばくの方が「Petkau効果」により高線量よりリスクが100倍も1,000倍も大きくなると喧伝している人々がいる。受け売りでPetkau効果を語るのではなく、是非、原著を読み直すべきである。Petkauは、脂質二重膜酸化損傷を指標とした試験管内実験を行い、同じ線量ならば瞬間的な被ばくより低線量率での被ばくの方が脂質膜の酸化損傷が大きいことを報告している。一方、試験管内にスーパーオキシドジスムターゼ(SOD)を添加することにより、この酸化損傷は完全に防止できることを報告している[9]。細胞内のミトコンドリアは、不断にラジカルを漏えいしており、生体は、Mn-SODやZn-SODなど様々なラジカル除去機構を備えている。瞬間的に高線量被ばくを受けた場合には、生体のラジカル対処能力を凌駕することも考えられるが、極低線量被ばくにより生成される単位時間あたりのラジカル量は限られており、生体の対処能力の範疇にある。実際、河井らは、2011年の日本放射線影響学会において酸化ストレスマーカー8-OHdG濃度が肝臓で上昇し始める被ばく線量は、0.5Svと報告している。

3. 原爆被爆者寿命調査集団のリスク係数と他の外部被ばく集団から得られたリスク係数との比較

疫学データから外部被ばくのデータを概観する。これらの集団で観察された放射線リスク係数が高線量瞬間的被ばくの寿命調査集団から得られた放射線リスク係数に較べて同等のレベルであるなら、LNTモデルでの低線量(10〜100mSv)・極低線量(10mSv未満)のリスク評価は妥当であろう。

①結核フルオロスコピ被ばく集団における乳がんと肺がん

結核の抗生物質治療が一般化する以前は、結核の空洞病変を透視下に虚脱する治療が一般的であった。このため、患者は1週に一度約10mSvの被ばくを平均100回繰り返した。カナダと米国マサチューセッツ州で、結核患者のカルテ調査から被ばく線量を推定し、乳がんと肺がんの罹患調査が実施された[10〜13]。カナダと米国の調査は、全く別個に実施されたが、結果は同じであった。第1に、乳がんに関しては1回10mSvの被ばくでも積み重なるとリスクが上昇し、その大きさは原爆被爆者のリスクと同等(軟X線の線質を補正すると半分)であった。第2に、肺がんに関しては、平均の被ばく線量が1Sv近くあったが、リスクは上昇しなかった。

これらの結果は、感受性の高い乳腺組織に関しては、1回10mSvの被ばくであっても放射線発がんリスクがある一方、肺に関しては1回10mSvの被ばく影響は蓄積されないことを示唆している。

②核施設作業従事者の疫学調査

核施設の作業者は、外部被ばくと内部被ばくの低線量・低線量率被ばくを長年繰り返している。内部被ばくに関しては不確実性が高いものの、外部被ばく線量はおおむね信頼できる。多施設のデータを統合して統計解析のパワーを増す努力がなされている(表2)。IARC-15カ国調査では、原爆被爆者のがん罹患リスク(ERR= 0.47〔90％信頼区間(CI)：0.40-0.54〕)より大きいERRが報告された[14]。この解析に対してはUNSCEAR 2006年報告書付属書Aでも疑義が唱えられており、カナダのデータに欠陥があったことが判明している[15]。IARC-15からカナダのデータを省いた解析をすると、ERRは0.58(95％ CI：－0.22-1.55)とリスク自体が低下するだけでなく、統計学的な有意性もなくなる。表2の結果は、多くの放射線作業従事者にみられる放射線リスクの大きさは、原爆被爆生存者から得られたリスクと同等か、それを下回っている。日本の核施設作業者の疫学調査では、蓄積被ばく線量とアルコール摂取量および喫煙率が相関しており、線

表2　放射線作業従事者疫学調査

調査集団	エンドポイント	過剰相対リスク(ERR)
Mayak　核施設作業者 （外部被ばく）[17]	がん死亡	0.08[*1]（95% CI：0.03-0.14）
核施設作業者　IARC 15カ国調査[14]	がん死亡	0.97[*1]（90% CI：0.14-1.97）
核施設作業者（加仏英米） 4カ国調査[16]	がん死亡	0.14[*2]（95% CI：−0.12-0.41）
チェルノブイリ作業者[18]	がん罹患	0.33[*2]（95% CI：−0.39-1.22）
英国放射線作業者[19]	がん罹患	0.33[*2]（90% CI：0.05-0.58）

[*1]　本文参照。カナダのデータが誤っていたことにより、過剰な評価になっている。
[*2]　過剰相対リスク(ERR)の95%信頼区間(CI)が"0"をまたいでいる調査結果は、統計的に有意ではないことを意味する。

量が低い正規雇用者と線量の高い下請け、孫請け作業者の生活習慣に差があることを示している。これらの交絡因子を調整しない限り、正確な放射線影響評価は難しい[16]。

③インド/ケララ地方の住民調査集団

インド亜大陸の西海岸に位置するケララ地方は、放射性トリウムを多く含むモナザイトが多い。そのため、大地からのγ線が多く、年間の外部被ばく線量は平均4mSv、最大70mSvに達する。Nairらは、この地域住民38.5万人の中から17.3万人を選び、1990年代にコホート調査を開始した。全住宅の空間線量率調査と抽出した住民の個人線量計による線量評価により線量を推定し、国際癌研究機関IARCが編纂する「5大陸がん登録」に採録され続けている精度の高い地域がん罹患情報を使い、喫煙などの生活習慣の情報を加味した解析を実施している。2009年に30歳以上の成人約7万人、10.5年の追跡結果が発表された[20]。この集団による放射線リスクの検出力は80％とされている。それによると、がん罹患のERRは、−0.13/Sv(95% CI：−0.58-0.46)と増加は認められなかった。

極低線量被ばくのリスク

東日本大震災被災者との絆を語る一方、微量の放射性物質を付着している瓦礫の広域処理には強硬に反対する世論がある。そこまで反対ではないものの、東北産の野菜や果物と西日本産が並べて置いてあると、西日本産に手が伸びてしまう人々がいる。私たちは、今一度、年間数mSvの被ば

くは、本当に避けなければならないほど危険なのかを問い直さなければならない。瞬間的に5mSvの被ばくリスクは、RRで1.0025である。他方、肥満によるがん死亡リスクは、BMIが5増加あたりRRで1.1[21]。国立がん研究センターの報告によれば、間接喫煙のがんリスクはRRで1.02〜1.04、野菜不足のがんリスクは1.06である。被ばくを恐れて生活習慣が崩れてしまうのでは、かえってがんリスクは高まってしまい、本末転倒である。再度私たちは、チェルノブイリ原発事故後の最も大きな人命損失は、堕胎であったこと、最も大きな健康障害は、被ばくそのものではなく、ストレスに起因する心身症やアルコール依存症であったことを見つめ直す必要がある。その中で、瓦礫の広域処理や食品の規格基準値の問題などを冷静に議論し、改めて被災者のために何ができるのかを考え直す必要がある。

<文献>
1) Preston DL et al: Solid cancer incidence in atomic bomb survivors: 1958-1998. Radiat Res 168(1): 1-64, 2007
2) Ozasa K et al: Studies of the mortality of atomic bomb survivors, Report 14, 1950-2003: an overview of cancer and noncancer diseases. Radiat Res 177(3): 229-243, 2012
3) Preston DL et al: Studies of mortality of atomic bomb survivors. Report 13: Solid cancer and noncancer disease mortality: 1950-1997. Radiat Res 160(4): 381-407, 2003
4) Pierce DA et al: Studies of the mortality of atomic bomb survivors. Report 12, Part I. Cancer: 1950-1990. Radiat Res 146(1): 1-27, 1996
5) Iwasaki T et al: The dose response of chromosome aberrations in human lymphocytes induced in vitro by very low-dose gamma rays. Radiat Res 175(2): 208-213, 2011
6) Rothkamm K et al: Evidence for a lack of DNA double-strand break repair in human cells exposed to very low x-ray doses. Proc Natl Acad Sci USA 100(9): 5057-5062, 2003
7) Grudzenski S et al: Inducible response required for repair of low-dose radiation damage in human fibroblasts. Proc Natl Acad Sci USA 107(32): 14205-14210, 2010
8) Tanaka IB 3rd et al: Cause of death and neoplasia in mice continuously exposed to very low dose rates of gamma rays. Radiat Res 167(4): 417-437, 2007
9) Petkau A et al: Radioprotective effect of superoxide dismutase on model phospholipid membranes. Biochimi Biophys Acta 433(3): 445-456, 1976
10) Howe GR et al: Breast cancer mortality between 1950 and 1987 after exposure to fractionated moderate-dose-rate ionizing radiation in the Canadian fluoroscopy cohort study and a comparison with breast cancer mortality in the atomic bomb survivors study. Radiat Res 145(6): 694-707, 1996

11) Boice JD Jr et al: Frequent chest X-ray fluoroscopy and breast cancer incidence among tuberculosis patients in Massachusetts. Radiat Res 125(2): 214-222, 1991
12) Davis FG et al: Cancer mortality in a radiation-exposed cohort of Massachusetts tuberculosis patients. Cancer Res 49(21): 6130-6136, 1989
13) Howe GR: Lung cancer mortality between 1950 and 1987 after exposure to fractionated moderate-dose-rate ionizing radiation in the Canadian fluoroscopy cohort study and a comparison with lung cancer mortality in the Atomic Bomb survivors study. Radiat Res 142(3): 295-304, 1995
14) Cardis E et al: The 15-Country Collaborative Study of Cancer Risk among Radiation Workers in the Nuclear Industry: estimates of radiation-related cancer risks. Radiat Res 167(4): 396-416, 2007
15) UNSCEAR. UNSCEAR 2006 Report, Annex A: Epidemiological studies of radiation and cancer. United Nations, Vienna, 2008
16) Akiba S et al: The third analysis of cancer mortality among Japanese nuclear workers, 1991-2002: estimation of excess relative risk per radiation dose. Jradical Prot 32(1): 73-83, 2012
17) Shilnikova NS et al: Cancer mortality risk among workers at the Mayak nuclear complex. Radiat Res 159(6): 787-798, 2003
18) Ivanov VK et al: Solid cancer incidence among the Chernobyl emergency workers residing in Russia: estimation of radiation risks. Radiat Environ Biophys 43(1): 35-42, 2004
19) Muirhead CR et al: Mortality and cancer incidence following occupational radiation exposure: third analysis of the National Registry for Radiation Workers. Br J Cancer 100(1): 206-212, 2009
20) Nair RR et al: Background radiation and cancer incidence in Kerala, India-Karanagappally cohort study. Health Phys 96(1): 55-66, 2009
21) Whitlock G et al: Body-mass index and cause-specific mortality in 900 000 adults: collaborative analyses of 57 prospective studies. Lancet 373(9669): 1083-1096, 2009

低線量率長期被ばくについて考える

伴　信彦
東京医療保健大学東が丘看護学部

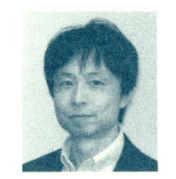

東京医療保健大学東が丘看護学部教授。東京大学大学院医学系研究科博士課程修了。博士（医学）。動力炉・核燃料開発事業団研究員、東京大学助手、大分県立看護科学大学講師・助教授を経て現職。主な研究テーマは、放射線によるマウス白血病の発症機構、医療放射線の線量・リスク評価。

　福島第一原発の事故に伴い、周辺住民に対する低線量率長期被ばくの影響が懸念されている。総線量が同じであれば、一般に線量率が低い方が影響の発生率は低くなることが知られており、このような線量率効果については、放射線の飛跡分布と標的体積に基づく理論が確立されている。放射線防護においては、この理論をベースにした線量・線量率効果係数（DDREF）によって、原爆被爆者の高線量率被ばくに対する発がんリスクの補正が行われている。しかし、現在の線量率効果に関する理論においては、個々の細胞は独立に振る舞うと仮定されており、細胞集団あるいは組織としてのダイナミクスが考慮されていない。低線量・低線量率の影響を疫学的に検出することは困難であるため、組織幹細胞の動態に関する生物学的知見を取り入れながら、より現実的な機構論を構築することが重要である。

低線量被ばくと低線量率被ばく

　低線量の定義は様々であるが、ヒトの健康影響を考える立場からは、通常はいわゆる確定的影響（組織反応）が生じないレベルの被ばくを指すことが多い。着目すべきはがんと遺伝性影響であるが、後者についてはこれまで疫学調査において放射線被ばくとの関連が確認されたことはない。ヒトで発生する可能性は否定できないとしても、変異を起こした精子や卵子が出生に至らない確率を考慮すると、リスクはそれほど高くはならないと考えられている。したがって、低線量被ばくでは発がんが主要な関心事となる。

　低線量被ばくによる発がんに関して、原爆被爆者の疫学調査で有意な増加が認められるのは100～200mGy以上の線量域においてであり、それ

以下ではベースラインの発がん率と有意差は見られない[1〜3]。つまり、100 mGy以下の被ばくによる発がんリスクは、生活環境中の他の発がんリスクの変動に埋もれてしまい、検出が困難であるほど小さいことを示している。

それでは、低線量の被ばくが長期にわたる場合の影響はどうなるのだろうか。福島第一原発の事故に伴う周辺住民の被ばくに関して、年単位の線量としては低くても、ずっと住み続けた場合の影響はどうなのか、という疑問を持っている人は少なくない。

現在の社会情勢において、「低線量影響についてはよくわかっていない」「被ばくが長期にわたる」というフレーズが曲解され、低線量率長期被ばくの影響が過度に危険視されているきらいはある。それでも、放射線発がんの線量率効果は古くて新しい問題であり、議論すべき点は多い。本稿では低線量率被ばくによる発がん影響について、現在の防護体系がどのように考えているかを紹介するとともに、その問題点について考察する。

線量率効果の理論的背景

一般に、総線量が同じであれば、線量率が低い方が影響は少ない。線量率効果と呼ばれるこの現象は、多くのエンドポイントに対して実験的に確認されている。現在の放射線生物学の理論において、線量率効果は次のように説明される。

低LET放射線を急性照射した場合、染色体異常、突然変異、動物の発がん等の影響は、一般に図1の曲線aのような線量反応関係を示す。細胞致死作用により発生率の上昇が飽和する高線量域を除けば、$E=\alpha D + \beta D^2$という直線二次曲線（linear quadratic：LQ）モデルがフィットする。この式において、線量の一次項（αD）は放射線の1本の飛跡により誘発された成分を表し、二次の項（βD^2）は独立な2本の飛跡の相互作用によって誘発された成分であると解釈できる。

放射線は離散的にエネルギーを付与するため、低線量においては個々の細胞の被ばくは確率的な振る舞いをする。光子の場合、二次電子の運動エネルギーが線量をもたらすので、細胞と二次電子の飛跡の関係について考察することが重要である。例えば、^{60}Coのγ線に対しては、細胞核（直径8μmと仮定）1個あたり平均1個の二次電子の飛跡が通過した場合、線量は約1mGyになる。細胞ごとの飛跡の数はポアソン分布に従い、複数の飛跡が通過する細胞がある一方、放射線からのエネルギーを全く受けない細胞もある（図2a）。線量が下がれば、飛跡が通過しない細胞の割合は大き

くなり、0.2mGyでは80％以上の細胞は照射されないことになる(**図2b**)。このとき、複数の飛跡を受ける細胞はほとんどなく、飛跡間の相互作用は無視できるため、この線量以下では線量率効果は見られない。また、放射線によるDNA損傷がすべての影響の端緒であるという立場からは、DNA修復に要する数時間の間に0.2mGyを超えなければ、やはり線量率効果は

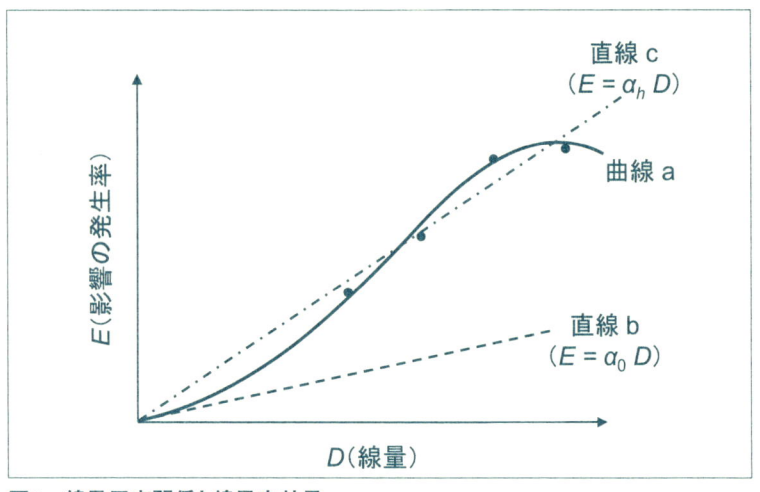

図1　線量反応関係と線量率効果
曲線a　高線量率照射に対する線量反応関係
直線b　低線量・低線量率照射に対する理論的な線量反応関係
直線c　高線量率データからの外挿

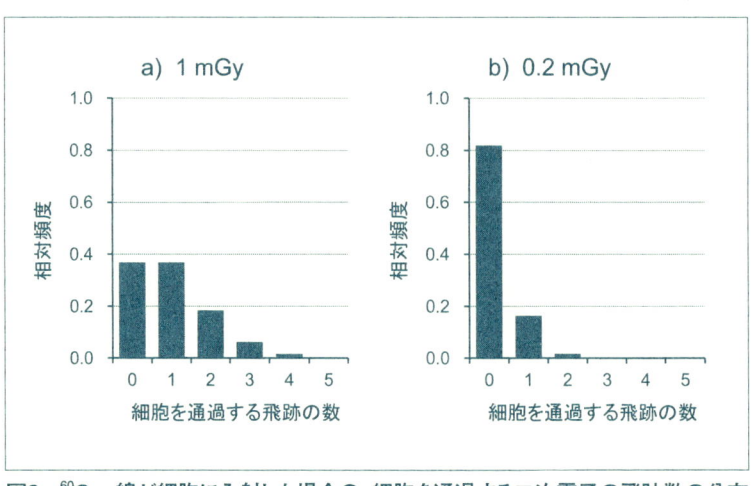

図2　^{60}Coγ線が細胞に入射した場合の、細胞を通過する二次電子の飛跡数の分布

見られないはずである[4, 5]。結局、これらの場合には線量反応関係は線量の一次の項だけ、すなわち$E=\alpha_0 D$という直線モデルで記述される。これは図1において、曲線aの原点における接線(直線b)に相当する。

以上の考察に基づけば、曲線aと直線bの違いが線量率効果であり、低線量域では線量率効果はほとんど見られないことになる。また、線量率をどんなに下げても、影響の発生率が直線bを下回ることはない。

線量・線量率効果係数

我々が通常の生活で遭遇するのは、低線量の反復被ばくまたは低線量率被ばくであり、線量反応関係は図1の直線bに近いと考えられる。したがって、放射線防護の観点からは直線bに基づいて発がんリスクを評価することが望ましく、そのためには直線bを規定するパラメータであるα_0の値、すなわち単位線量あたりの過剰発がんリスクを決定する必要がある。

疫学データからα_0を直接求めるのが理想ではあるが、それだけの検出力をもった低線量率被ばくの疫学調査を実施するのは困難であり、より堅固な高線量率被ばくのデータに頼らざるを得ない。その際に主要な情報源となるのは、原爆被爆者の疫学データである。その理由は、疫学調査としての規模が大きいことに加えて、年齢・性別・線量の幅が広く、網羅的な情報が得られるからである。原爆被爆者コホートの大部分は線量が100mGy未満であり、必ずしも高線量被ばくではないが[3]、線量反応曲線の形状は主に中～高線量域のデータによって決まる。その意味で、高線量率の中～高線量被ばくの疫学データが情報源となっている。

ここで、図1の黒丸がそのような疫学調査によって得られたデータだとする。これらのデータに直線モデルをフィットさせれば直線cが得られるが、これは直線bよりも上方に位置することになる。つまり、直線cを用いて単位線量あたりの過剰発がんリスクを求めたのでは、通常の被ばくにおける発がんリスクを過大評価することになる。そこで、直線cとbの傾きの比α_h/α_0を推定し、これを適用することで間接的に直線bの傾きα_0を求めることが行われる。このα_h/α_0は線量・線量率効果係数(dose and dose-rate effectiveness factor：DDREF)と呼ばれる。前述のとおり、複数の飛跡を同時に受けないという点で低線量と低線量率は等価であるため、線量率効果係数ではなく線量・線量率効果係数という名称になっている。

DDREFの値を推定する最も単純な方法は、遺伝子変異や染色体異常、動物の発がん等に関して、高線量率照射と低線量率照射で単位線量あたり

の誘発率を比較するというものである。国際放射線防護委員会（ICRP）はこの方法によって、保守的な値としてDDREF=2を採用している[6]。それに対して米国科学アカデミーの電離放射線生物影響報告Ⅶ（BEIR Ⅶ）ではLQモデルの曲率（β/α）に着目し、生物実験データと原爆被爆者の疫学データをベイズ推定で統合することにより、主観確率分布の中央値として1.5というDDREFを得ている[7]。

最近では、放射線作業者と原爆被爆者の疫学データの比較に基づいて、低〜中線量率被ばくのリスクが必ずしも低いわけではないことが報告され、1より大きいDDREFの妥当性に疑問が投げかけられている[8]。しかし、検討対象とした疫学調査では喫煙や飲酒等の影響が考慮されておらず、これらが交絡因子として作用した可能性は否定できない。線量推定の不確かさや統計的精度を考えると、放射線作業者と原爆被爆者の単純な比較による議論は問題が多い。

現在の線量率効果理論の問題点

線量率効果に関する上記の理論は、これまでの放射線生物学の知見を基に構築されてきたものである。とくに染色体異常に関して実験データとよい一致を見ており、その意味では確立された理論であるといってよい。

染色体異常に関しては、多くの場合、照射後早期の末梢血中リンパ球が観察対象となる。成熟リンパ球は感染等の刺激が加わらない限り静的な状態を保っており、また、個々の細胞は独立に振る舞うと見て差し支えない。そのため、飛跡構造とそれに伴うDNA損傷修復が結果を支配し、理論と実験のよい一致を見たものと考えられる。

しかし、発がんをエンドポイントとした場合、話はそれほど単純ではない。放射線発がんの標的は組織幹細胞だと考えられているが、組織幹細胞は自己複製と分化を繰り返して組織を維持している。幹細胞同士あるいは組織を構成する他の細胞との関係において恒常性を保っており、個々の細胞が決して独立に存在しているわけではない。この点を考慮に入れると、図1とは異なる展開が導かれる。

例えば、細胞集団の中で一部の細胞のみが照射された場合、その周辺の照射されていない細胞にまで異常が生じるという現象（バイスタンダー効果）が知られている[9]。培養細胞ではバイスタンダー効果によって非照射の細胞にDNA損傷が生じることが示されており[10]、一部の細胞のみが照射される低線量・低線量率被ばくでは、高線量・高線量率被ばくに比べて

単位線量あたりの発がんリスクが高くなる可能性がある。

　一方、細胞集団あるいは組織としての防御機構を考慮すると、別のシナリオが考えられる。生体内では、不要になった細胞や損傷を受けた細胞がアポトーシスを起こし、正常な細胞が分裂して置き換わることにより個体としての恒常性を維持している(図3)。最近では、組織幹細胞についてもターンオーバー(細胞の入れ替わり)や細胞間の競合があることが報告されており[11, 12]、そのようなダイナミクスを生じる時間スケールの中で損傷を受ける細胞の割合が十分に小さければ、損傷の蓄積が抑えられ、発がん率は図1の直線bよりもさらに低くなる可能性がある。実際、高バックグラウンド地域で年間数mGyから数十mGyの被ばくを受けている住民たちにおいて、線量依存的ながんの増加は認められていない[13]。統計的検出力が十分ではないため断定はできないが、極低線量率ではこのような防御機構が有効に機能しているのかもしれない。

　いずれにせよ、現在の線量率効果理論は飛跡構造とDNA損傷の生成に重点を置いており、がん化に至るまでの細胞・組織のダイナミクスを考慮できていない。低線量・低線量率の影響を疫学的に検出することは困難である以上、幹細胞生物学等の知見を取り入れながら、より現実的な機構論を構築することが重要である。

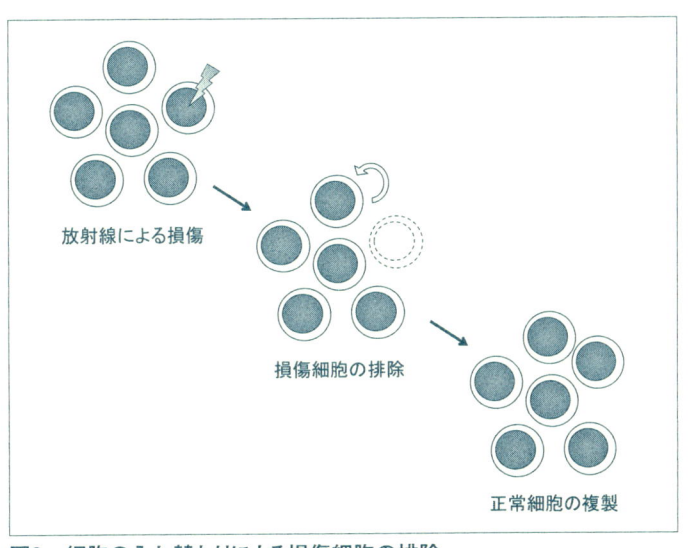

図3　細胞の入れ替わりによる損傷細胞の排除

＜文献＞

1) Preston DL et al: Studies of mortality of atomic bomb survivors. Report 13: Solid cancer and noncancer disease mortality: 1950-1997. Radiat Res 160(4): 381-407, 2003
2) Preston DL et al: Solid cancer incidence in atomic bomb survivors: 1958-1998. Radiat Res 168(1): 1-64, 2007
3) Ozasa K et al: Studies of the mortality of atomic bomb survivors, Report 14, 1950-2003: an overview of cancer and noncancer diseases. Radiat Res 177(3): 229-243, 2012
4) UNSCEAR: United Nations Scientific Committee on the Effects of Atomic Radiation: UNSCEAR 1993 Report to the General Assembly, Annex F: Influence of dose and dose rate on stochastic effects of radiation [Internet], 1993 Available from: http://www.unscear.org/unscear/en/publications/1993.html
5) UNSCEAR: United Nations Scientific Committee on the Effects of Atomic Radiation: UNSCEAR 2000 Report to the General Assembly, Annex G: Biological effects at low radiation doses [Internet], 2000 Available from: http://www.unscear.org/unscear/en/publications/2000_2.html
6) ICRP: Publication 103: The 2007 Recommendations of the International Commission on Radiological Protection. Ann ICRP 37, 2007
7) National Research Council: Health Risks from Exposure to Low Levels of Ionizing Radiation: BEIR VII Phase 2. The National Academies Press, 2006
8) Jacob P et al: Is cancer risk of radiation workers larger than expected? Occup Environ Med 66(12): 789-796, 2009
9) Mothersill C et al: Radiation-induced bystander effects-- implications for cancer. Nat Rev Cancer 4(2): 158-164, 2004
10) Ojima M et al: DNA double-strand breaks induced by very low X-ray doses are largely due to bystander effects. Radiat Res 170(3): 365-371, 2008
11) Klein AM et al: Mouse germ line stem cells undergo rapid and stochastic turnover. Cell Stem Cell 7(2): 214-224, 2010
12) Snippert HJ et al: Intestinal crypt homeostasis results from neutral competition between symmetrically dividing Lgr5 stem cells. Cell 143(1): 134-144, 2010
13) Nair RR et al: Background radiation and cancer incidence in Kerala, India-Karanagappally cohort study. Health Phys 96(1): 55-66, 2009

胎児・こどもに対する放射線の影響

島田義也、西村まゆみ、今岡達彦、臺野和広、
山田　裕、武田志乃、甘崎佳子、尚　奕、柿沼志津子
放射線医学総合研究所発達期被ばく影響研究プログラム・
長期低線量被ばく影響プログラム

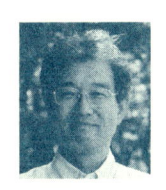

1985年東京大学理学系研究科動物学博士課程卒。JSTプロジェクト、(都)老人総合研究所を経て、1988年に放射線医学総合研究所へ。2011年より発達期被ばく影響研究、医療被ばく研究のグループリーダー。ウィスコンシン大学がんセンター・客員研究員。専門は、放射線発がん。日本放射線影響学会幹事、日本癌学会評議員。アジア放射線研究連合幹事。千葉大学、首都大学東京客員教授。

近年、放射線診療や原発事故の被ばくによる健康影響、特に、胎児、こどもへの影響に対する関心が高くなってきている。胎児、こどもの組織は活発に分裂しており、また、被ばく後の余命も長いことから、放射線の発がんリスクが高いと考えられている。しかし、放射線に対する発がん感受性の時期や発生パターン、発生機構は、がんの種類によって異なる。本稿では、胎児、こどもの放射線発がんのリスクについて、白血病と固形がん、外部被ばくと内部被ばく、急性被ばくと慢性被ばくを意識しながら、最近の報告を含めて概説する。

胎児・こどもの放射線影響の分類

ヒトの放射線被ばく影響は、確定的影響と確率的影響に分けることができる(図1)。即ち、比較的高線量(数百～数千mSv以上)の放射線を被ばくした後生じる脱毛、不妊、白内障などが確定的影響である。胎児が被ばくした場合、被ばくの時期によって流産(胚致死)、先天異常(奇形など)、精神遅滞、成長阻害などが加わる。確定的影響は細胞の増殖の停止や相当数の細胞の致死により発生する。一方、確率的影響は、発がんや遺伝性影響であり、細胞の突然変異や染色体異常に起因する。胎児被ばくや小児被ば

くの場合は小児がんが追加される。確定的影響は閾値が存在し、確率的影響は閾値がないと考えて線量限度が勧告されている。

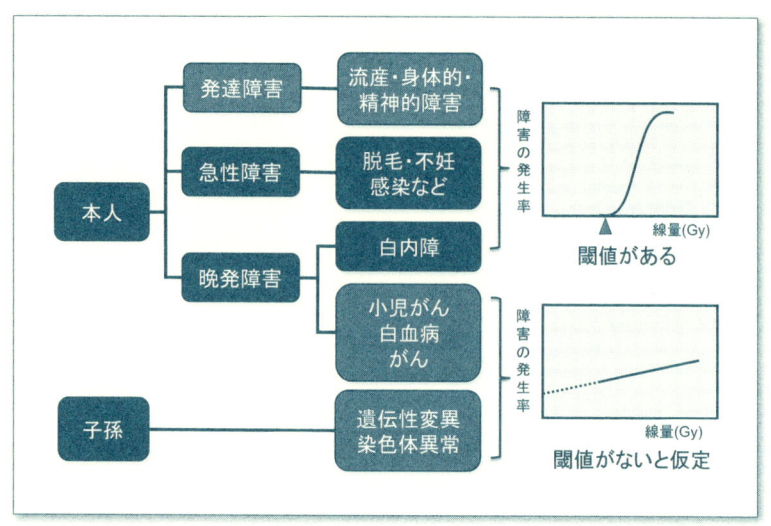

図1　放射線の人体影響の分類

胎児の被ばく：確定的影響

　受精後の発生時期は、着床前期(受精から10日)、器官形成期(3〜7週)、胎児期(8週以降)に分かれる。着床前後の胚は放射線による致死感受性が高い。しかし、生き残った胚は正常に発生し、放射線の影響が残らない。一方、器官形成期の被ばくでは、奇形などの先天異常が誘発される。先天異常は、自然にも発生する。出生時に気づく奇形発生率は1〜3％、幼児期までにみつかる異常は8％になるという。先天異常の原因は偶発的に発生した親の生殖細胞の染色体異常が大部分と言われている。原爆被爆者での主な奇形は小頭症であるが、医療被ばくにおいては二分脊椎などの奇形も報告されている[1]。8週以降は神経細胞が活発に増加し、分化、機能部位へ移動を通してネットワークを形成する。この時期の被ばくは、重度精神遅滞や知能指数の低下を引き起こす。このような影響は確定的影響で、流産、先天異常、精神遅滞の閾値はそれぞれ100mGy、100mGy、300mGyである。そのため、100mGy未満の被ばくで中絶を考える正当な理由はないと勧告されている[2]。
　一般に、反復被ばくや低線量率での長期被ばくは、急性被ばくに比べそ

の影響が小さくなる。1.5Gyを被ばくしたマウスの脳の病理学的変化は、急性被ばくでは観察されるが、反復被ばくや低線量率被ばくでは認められていない[3]。ヒトの場合も、反復や低線量率の被ばくでは閾値は大きくなると思われる。

胎内被ばくによる発がん

胎児期の低線量放射線の被ばくで問題となるのは、小児がんと成人でのがん、遺伝的影響である。2006年の我が国における15歳未満の小児がんの罹患数は、全がん693,784人のうち1,279人（0.2％）である。20歳になる成人のうち、1,000人に1～2人程度が小児がん経験者である。1950年代のイギリスのオックスフォード小児がん調査は、妊娠女性がX線検査（線量は、10～20mGy程度）を受けたことで、小児白血病と小児の固形腫瘍が、対照群の1.5倍になったと報告した[4,5]。その後の米国の調査は白血病の増加を確認した（相対リスク(RR) = 1.52）が、固形腫瘍のリスクの増加は観察できなかった（最初の報告ではRR = 1.45、2回目の報告ではRR = 1.06）[6]。1990年以降の調査は、小児白血病のリスクの増加は認められないという報告が多い（**表1**）。例えば、スウェーデンの小児白血病の

表1 胎児期被ばくによる小児の相対がんリスク(RR)

調査	文献	RR(白血病)	RR(固形腫瘍)	調査年
米(ルイジアナ)	Ford (1959)	1.55 (0.87～2.76)	1.75 (0.98～3.14)	1951～1955
米(カリフォルニア)	Kaplan (1958)	1.68 (1.06～2.67)	―	1955～1956
英(オックスフォード)	Bithell and Stewart (1975)	1.47 (1.32～1.64)	1.47 (1.31～1.66)	1953～1967
米(北東地区)	Monson and MacMahon (1984)	1.48 (1回目の調査) 1.58 (2回目の調査)	1.45 (1回目の調査) 1.06 (2回目の調査)	1947～1959
英(北西地区)	Hopton et al (1985)	1.33 (0.85～2.08)	1.14 (0.73～1.76)	1980～1983
米	Inskip (1991)	0.8 (0.4～1.4)	1.2 (0.6～2.2)*	1930～1980
米(小児がん病院)	Bunin (1994)	―	0.93 (0.45～1.92)*	1980～1989
ドイツ(小児がん登録)	Meinert (1999)	0.94 (0.65～1.36)	0.92 (0.63～1.35)	1992～1994
スウェーデン(がん登録)	Naumburg (2001)	1.11 (0.83～1.47)	―	1973～1989
米(小児がんグループ)	Shu (2002)	1.20 (0.8～1.7)	―	1972～1992
米(カリフォルニア)	Bartley (2010)	1.2 (0.71～2.04) :ALL 0.85 (0.26～2.78) :AML	―	1995～2008

ICRP Pub90 Table8.5を改編並びに追加して作成。　*は脳腫瘍

調査では、線量は7mGyまたはそれ以下の被ばくでオッズ比は1.11で対照群と統計学的に有意な変化はない[7]。原爆被爆では胎児期被ばくによる2例の小児がん（肝腫瘍とウィルムス腫瘍）が観察されているが、白血病は確認されていない[8]。被ばくした妊婦並びにそのこどものリンパ球の染色体異常を調べたところ、母親では増加しているのに対し、小児では観察されていない。ただし100mSv以下の線量域で特異的にわずかな増加が観察されている[9]。これは100mSvの低線量でも染色体異常が生じるが、それ以上の線量では細胞致死が起こり異常細胞は残らないと考えることができる。胎児期被ばくについては必ずしも一致した報告ばかりではないが、国際放射線防護委員会(ICRP)は、19歳までの小児がんと白血病の自然発生率が1,000人あたり3人として、致死がんのリスクが10mGyあたり1,700人に1人のリスクと等価であるとしている[2]。

胎児期の被ばくは、小児がん以外に成人期のがんのリスクも増加させる。原爆被爆者の調査は、胎児期被ばくの場合、50才時点における過剰相対リスク(ERR)が0.42で、過剰絶対リスク(EAR)が6.8(10,000人年あたり)である。線量効果関係は直線二次モデルが適合する。胎児のリスクは小児と比べ約1/4に小さくなる（ただし、統計学的な有意差はない）[10]。70歳でのリスクは、小児の被ばくは成人のそれの1/2である。胎児の被ばくは成人と同じかむしろ低いと推測できる[11]。ただし、胎児・小児期に被ばくした原爆被爆者は80％以上生存しており、観察が終了していないため最終的な結論はまだこれからである。なお、甲状腺がんについては、小児期被ばくのリスクと差がないと報告されている[12]。ICRPでは、胎児被ばくの生涯リスクは小児のそれと同程度であるとしている。

動物実験においても、出生前の放射線被ばくによる発がんの感受性時期の検討がなされている。着床前の胚は放射線に致死感受性が高いことは先に述べたが、この時期の被ばくで生き残った個体では寿命にも発がん率にも影響がない[13]。つまり、着床前の胚は放射線による発がん感受性がない。器官形成期も同様に発がん感受性は低いという報告が多い。しかし胎児期になると発がん感受性が現れてくる。器官形成期が終わるころの被ばくでマウスの卵巣腫瘍、子宮腫瘍、肝腫瘍、脳腫瘍が、出生近くの被ばくになると肺腫瘍、脳下垂体腫瘍、乳腺腫瘍、腎腫瘍、消化管なども有意に増加してくる[14〜17]。出生後の幼若期の被ばくは多くの臓器で発がんリスクは大きくなる。動物の場合、胎児期や出生後の幼若期被ばくによるがんは、ヒトでいえば成人型の腫瘍に対応する。従って、胎児の被ばくによる成人型のがんリスクは小児期の被ばくに比べ大きくないという原爆被爆者の結果

を支持している。

幼児、小児期の被ばくによる発がん

こどもは放射線による発がんリスクが高い(**表2**)[11]。これは、発達期の組織では細胞分裂が盛んで、発がん関連遺伝子の変異頻度が高くなること、標的細胞(組織幹細胞、前駆細胞)の数が増加する時期であること、生成した変異細胞のクローン拡大が早く起こること、余命が長いので第2、第3の突然変異が起こる機会が多いことなどによる[18,19]。また、発達期の細胞は意外にも放射線に対して抵抗性である場合もあり、傷ついた細胞が排除されにくい[20]。成人の被ばくでは、骨髄、肺、乳腺、結腸、胃、肝、膀胱のリスクが高く、小児の被ばくでは、加えて、甲状腺、皮膚などのリスクが高くなる[11]。

白血病は放射線によって誘発されやすい腫瘍である。原爆被爆者において急性リンパ性白血病(ALL)や慢性骨髄性白血病(CML)の絶対リスクは線量に対し直線的に増加し、急性骨髄性白血病(AML)は直線二次的に増加する。20歳以前の被ばくの場合、ALL、CML、AMLは全て被ばく後5年以内にリスクが高くなり7年前後にピークとなり、その後減少していく。

ALLは被ばく時の年齢が若いほどリスクが高く、CMLは被ばく時年齢にはあまり依存しない。一方、AMLの発生リスクは、40歳以降の被ばくでは到達年齢とともに増加する傾向がある[21]。小児と大人でAMLの発生メカニズムが違うのかもしれない。小児のCT検査は近年急速に普及し、潜在的ながんのリスクが指摘されていたが、最近、50mGyの累積線量で、ALLなどの白血病のリスクが3倍になることが報告された[22]。

外部被ばくによる甲状腺がんのリスクは15歳未満の被ばくが高く、15才以上の被ばくではリスクがほとんど増えない。被ばく後15～20年でピークを迎え、その後減少する[23]。線量効果関係は直線モデルが適合し、

表2　100mSv被ばくによる生涯がん死亡リスクの推定：原爆

被ばく時年齢	性別	生涯リスク(%)	被ばくがない場合のリスク(%)
10歳	男性	2.1	30
	女性	2.2	20
30歳	男性	0.9	25
	女性	1.1	19
50歳	男性	0.3	20
	女性	0.4	16

Preston et al, Radiat Res 160: 381-407, 2003

ERRは、他の臓器に比べ高い。

乳がんのRRは低年齢被ばくの方が大きいと報告されてきた[24]。これは、若いときの被ばくで発がんが早い時期(潜伏期が短い)に起こるからで、特に、追跡期間が短い場合は、若年齢の対照群の乳がん罹患数が少ないため、相対リスクが大きくなる。しかし、到達年齢70歳におけるRRは被ばく時年齢にかかわらずほぼ同じで、生涯リスクでは被ばく時年齢の影響が小さいことが示唆された[11]。発がんにおいても反復被ばくや低線量率被ばくではリスクが小さくなる。しかし、乳腺は、肺や大腸とは異なり、反復被ばくによるリスクの低減効果は小さいようだ[25]。

内部被ばく

放射性ヨウ素やセシウムの内部被ばくは発がんリスクを高める可能性がある。チェルノブイリ原発事故において、主に牛乳を通して小児の体内に摂取されたヨウ素131によって、甲状腺がんのリスクが事故後4、5年経って高くなった。特に、4歳以下の小児の感受性が高く、甲状腺の等価線量に依存的であった[26]。小児期に被ばくしたヒトの甲状腺がんは、事故後20年経っても増え続けている。甲状腺の被ばく線量と甲状腺がんのリスクの関係は直線モデルが適合し、ERRは、外部被ばくの値とほぼ同じか少し小さいようだ[26,27]。母親の摂取したヨウ素131は胎児甲状腺に移行する。長期のフォローから胎児期被ばくによる甲状腺がんリスクは小児と差がないと報告されている[28]。一方、甲状腺の病態を診断するためヨウ素131(0.9MBq、線量は1Gy)を投与された小児患者(平均15歳)では、甲状腺がんリスクの増加は認められていないという報告もある[29]。

一方、核実験や原発事故で拡散した環境中のセシウム(セシウム134とセシウム137)は長期の外部被ばくに加えて、食品からの内部被ばくを起こす。WHO2005年報告によると、チェルノブイリ原発事故ではセシウムによる小児白血病が増加しているとは言えないと結論している[30]。

最近、事故時に5歳以下であったウクライナの小児の白血病罹患を追跡した研究が報告された[31]。個人線量の不確実性や出生時の体重、母親の生活習慣などの小児白血病の交絡因子に関する調査が不十分ではあると著者らも認めているが、発症時までの蓄積線量が100〜313mSvで小児白血病のリスクが4倍に増加していた。この研究のもう一つの重要なポイントは、最も汚染された州では、避難と食品に対する規制をした結果、白血病のリスクが増加しなかったことである。また被ばくと関連しない白血病の発症

頻度が州によって2倍ほど異なっており、放射線以外の要因も重要であることを示唆している。なお、ロシアやベラルーシでは増加が認められていない。

おわりに

こどもは放射線に対する感受性が高く、生涯の発がんリスクも高い。がんは身近な病気で、一生のうち2人に1人ががんと診断される。しかし、がんは遺伝子の病気であり、正常な細胞から悪性のがんになるまでに複数遺伝子の異常の蓄積が必要で、それには数年から数十年以上かかる。従って、普段の食事や運動によってある程度予防できる。加えて、医療関係者には、早期診断のための放射線診療の正当化や最適化に留意し、患者に必要な検査を最小限の線量で撮影するという不断の努力が期待されている。

＜文献＞

1) Hall EJ: Radiation biology for pediatric radiologists. Pediatr Radiol 39 (Suppl 1): S57-64, 2009
2) ICRP Publication 84: Pregnancy and Medical Radiation, Ann. ICRP 30(1), 2000
3) Brent RL: The response of the 9 and one-half-day-old-rat embryo to variations in exposure rate of 150 R x-irradiation. Radiat Res 45: 127-136, 1971
4) Stewart A et al: A survey of childhood malignancies. Br Med J 1(5086): 1495-1508, 1958
5) Bithell JF et al: Pre-natal irradiation and childhood malignancy: a review of British data from the Oxford Survey. Br J Cancer 31: 271-287, 1975
6) Monson R et al: Prenatal x-ray exposure and cancer in children, Boice JD; Radiation carcinogenesis: epidemiology and biological significance, 97-105, Raven Press, New York,1984
7) Naumburg E et al: Intrauterine exposure to diagnostic X rays and risk of childhood leukemia subtypes. Radiat Res 156: 718-723, 2001
8) Yoshimoto Y et al: Risk of cancer among children exposed in utero to A-bomb radiations, 1950-84. Lancet 2(8612): 665-669, 1988
9) Ohtaki K et al: Human fetuses do not register chromosome damage inflicted by radiation exposure in lymphoid precursor cells except for a small but significant effect at low doses. Radiat Res 161: 373-379, 2004
10) Preston DL et al: Solid cancer incidence in atomic bomb survivors exposed in utero or as young children. J Natl Cancer Inst 100: 428-436, 2008
11) Preston DL et al: Solid cancer incidence in atomic bomb

survivors: 1958-1998. Radiat Res 168: 1-64, 2007
12) Imaizumi M et al: Thyroid diseases in atomic bomb survivors exposed in utero. J Clin Endocrinol Metab 93: 1641-1648, 2008
13) Friedberg W et al: Fast-neutron irradiation of mouse embryos in the pronuclear zygote stage: mortality curves and neoplastic diseases in 30-day postnatal survivors. Proc Soc Exp Biol Med 151: 808-810, 1976
14) ICRP Publication 90. Biological Effects after Prenatal Irradiation, Ann. ICRP 33(1-2), 2003
15) Kokubo T et al: Age dependence of radiation-induced renal cell carcinomas in an Eker rat model. Cancer Sci 101: 616-623, 2010
16) Okamoto M and Yonekawa H: Intestinal tumorigenesis in Min mice is enhanced by X-irradiation in an age-dependent manner. J Radiat Res 46: 83-91, 2005
17) Ishida Y et al: Genomic and gene expression signatures of radiation in medulloblastomas after low-dose irradiation in Ptch1 heterozygous mice. Carcinogenesis 31: 1694-1701, 2010
18) Anderson LM et al: Critical windows of exposure for children's health: cancer in human epidemiological studies and neoplasms in experimental animal models. Environ Health Perspect 108 Suppl 3: 573-594, 2000
19) Shimada Y et al: Age and radiation sensitivity of rat mammary clonogenic cells. Radiat Res 137: 118-123, 1994
20) Miyoshi-Imamura T et al: Unique characteristics of radiation-induced apoptosis in the postnatally developing small intestine and colon of mice. Radiat Res 173: 310-318, 2010
21) Preston DL et al: Cancer incidence in atomic bomb survivors. Part III. Leukemia, lymphoma and multiple myeloma, 1950-1987. Radiat Res 137(2 Suppl): S68-97, 1994
22) Pearce MS et al: Radiation exposure from CT scans in childhood and subsequent risk of leukaemia and brain tumours: a retrospective cohort study. Lancet 380(9840): 499-505, 2012
23) Ron E et al: Thyroid cancer after exposure to external radiation: a pooled analysis of seven studies. Radiat Res 141: 259-277, 1995
24) Land CE et al: Incidence of female breast cancer among atomic bomb survivors, Hiroshima and Nagasaki, 1950-1990. Radiat Res 160: 707-717, 2003
25) Ronckers CM et al: Cancer mortality among women frequently exposed to radiographic examinations for spinal disorders. Radiat Res 174: 83-90, 2010
26) Brenner AV et al: I-131 dose response for incident thyroid cancers in Ukraine related to the Chernobyl accident. Environ Health Perspect 119: 933-939, 2011
27) Cardis E et al: Risk of thyroid cancer after exposure to 131I in childhood. J Natl Cancer Inst 97: 724-732, 2005
28) Hatch M et al: A screening study of thyroid cancer and other thyroid diseases among individuals exposed in utero to

iodine-131 from Chernobyl fallout. J Clin Endocrinol Metab 94: 899-906, 2009
29) Hahn K et al: Thyroid cancer after diagnostic administration of iodine-131 in childhood. Radiat Res 156: 61-70, 2001
30) Health Effects of the Chernobyl Accident and Special Health Care Programmes: Report of the UN Chernobyl Forum Expert Group, "Health", World Health Organization, Geneva, 2006, www.who.int/ionizing_radiation.
31) Noshchenko AG et al: Radiation-induced leukemia among children aged 0-5 years at the time of the Chernobyl accident. Int J Cancer 127: 412-426, 2010

内部被ばくは外部被ばくより本当に怖いのか?

鈴木　元
国際医療福祉大学クリニック

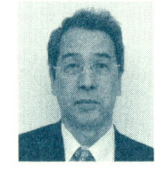

国際医療福祉大学クリニック院長。専門分野：放射線病理学、免疫学、放射線疫学。1975年東京大学医学部医学科卒。米国NIH留学より帰国後、放射線医学総合研究所にて免疫学および被ばく医療の基礎研究を実施する傍ら、全国的な被ばく医療体制整備に携わる。1999年JCO臨界事故では、重症患者の主治医団に加わる。2000年より放射線影響研究部臨床研究部長、2004年より国立保健医療科学院生活環境部長を経て現職。

> 科学的根拠のないまま、国際放射線防護委員会(ICRP)の内部被ばく線量推計手法は誤っており、放射性物質による内部被ばくは外部被ばくより危険だと主張するグループがいる。そこで、第1に、実際の疫学調査データを紹介することにより、内部被ばくと外部被ばくのリスクは、組織等価線量当たりで比較するとほぼ同じになることを示す。具体的には、放射性ヨウ素内部被ばくによる小児甲状腺がんリスクは、γ線外部被ばくによる小児甲状腺がんリスクのほぼ半分である。また、放射性ストロンチウムの内部被ばくによる骨髄性白血病リスクの大きさは、原爆被爆者のそれと同等である。第2に、内部被ばくのリスクが高いと主張している人々が引用するRomanenko論文やTondel論文の問題点を指摘する。第3に、放射性セシウムに汚染されたトナカイ肉を摂取し、数百Bq/kgの内部被ばくを被ったサーミ人ではあるが、疫学調査結果はむしろサーミ人の方が非サーミ人より長命である事実を紹介する。低レベルの内部被ばくを過剰に恐れるあまり、偏食に陥る方が健康リスクは高い。

はじめに

　福島第一原発事故では、放射性ヨウ素と放射性セシウムによる環境汚染が引き起こされた。事故後、飲料水や食品に暫定規制レベルが導入され、これにより国民の内部被ばく線量は十分低いレベルにコントロールされていた。しかし、「科学的にみて安全なレベル」であっても、それが国民にうまく伝えられない限り「安心感」は醸成されない。結局、微量の放射性セシウムでも拒否したいという世論に押され、国は2012年4月1日から国際的にも大変厳しい規格基準値を導入した。皮肉なことに、厳しい規格基準

の導入によっても「安心感」は醸成されず、むしろそれ以前の規制に対する不信感と内部被ばくに対する不安感を増大させた可能性がある。大手流通業者は、規格基準値を下回る独自の基準を設けて食材の仕入れ販売を開始しており、福島や隣県の農家や漁業者にとってはつらい状況が続いている。

インターネット上には、内部被ばくの方が危険だという言説が蔓延している。それをたどっていくと、民間団体「欧州放射線リスク委員会（ECRR）」のポリシーがあるようである。ECRRは、その設立経緯に欧州緑の党が関わっているといわれている団体で、その主張は政治的側面が強い。ECRRは、ICRPの内部被ばくリスクモデルを否定し、例えば放射性ストロンチウムのリスク係数をICRPより300倍も大きな値に評価するなど、内部被ばくのリスクを過大に評価している。ECRRを信奉している人たちは、疫学調査としては問題の多い生態学的疫学調査（地域対照研究）を引き合いに出し、正当性を主張する一方で、都合の悪い地域対照研究やコホート研究などは無視している。本稿では、内部被ばくの疫学データを紹介しながら、ECRRのリスク係数には科学的根拠がないことを示す。本稿は、75〜83ページに掲載した「低線量被ばくは本当に許容できないのか？」と対になる文章である。低線量の外部被ばくのリスクに関しては、そちらを参照してほしい。

内部被ばくの線量換算係数

ICRPは、放射性核種の物理学的半減期、粒子径・化学型、生体内での分布や代謝をモデル化して、各組織に付与される放射線エネルギーを計算して吸収線量を求め、次いで、吸収線量に放射線荷重係数をかけて組織等価線量を計算している。これらの計算は、組織の平均的な被ばく線量を概算するのが目的であるが、甲状腺への放射性ヨウ素の移行率など実際より高めに見積もり、線量の過小評価にならないような配慮もなされている。表1に、放射性ヨウ素131と放射性セシウム137、放射性セシウム134の

表1　年齢別甲状腺等価線量換算係数および実効線量換算係数

	換算係数(Sv/Bq)	摂取年齢					
		3ヶ月齢	1歳	5歳	10歳	15歳	成人
放射線ヨウ素131	甲状腺等価線量	3.7E-06	3.6E-06	2.1E-06	1.0E-06	6.8E-07	4.3E-07
	実効線量	1.8E-07	1.8E-07	1.0E-07	5.2E-08	3.4E-08	2.2E-08
放射線セシウム137	実効線量	2.1E-08	1.2E-08	9.6E-09	1.0E-08	1.3E-08	1.3E-08
放射線セシウム134	実効線量	(−)	1.6E-08	1.3E-08	1.4E-08	1.9E-08	1.9E-08

実効線量換算係数と甲状腺等価線量換算係数を示した。ICRPのモデルでは、外部被ばくであれ内部被ばくであれ、等価線量として評価される場合には、当該組織のがんリスクは同じになる。ICRPの内部被ばくモデルの妥当性は、疫学データで検証するしかない。

疫学データにみる内部被ばくのリスクの大きさ

1. チェルノブイリ原発事故後の小児甲状腺がん

1986年4月のチェルノブイリ原発事故では、放射性ヨウ素の吸入被ばくと汚染されたミルク等の摂取により内部被ばくが発生した。ベラルーシ、ロシア、ウクライナの避難住民では、人口平均の甲状腺等価線量としてそれぞれ1,100mSv、440mSv、330mSvに達した[1]。事故後5～6年から小児甲状腺がんの過剰発症が観察されるようになり、過剰発症は事故後20年後でも続いている。2005年時点で、チェルノブイリ原発事故の影響を被った旧ソ連の地域に住んでいた14歳以下の小児集団の中に5,127人、18歳以下では6,848人の甲状腺がんが発症した。幸いなことに治療によく反応し、死亡例は15例といわれている。ウクライナのコホート調査によれば、甲状腺がんの過剰絶対リスク(EAR)は、$2.2/10^4$人年・Sv、過剰相対リスク(ERR)は1.95/Svであり、原爆被爆者・医療被ばくのリスク係数と較べると、EARで半分、ERRで1/4に低下している[2]。さらに事故時、胎内にいて1986年4月27日以降1986年12月末までに誕生した小児の甲状腺がんリスクはさらに小さく、放射性ヨウ素が環境中から消失した1987年から1988年に誕生した小児には甲状腺がん過剰発症がなかった[3]。これらの事実は、半減期が8日と短い放射性ヨウ素131が小児甲状腺がんを誘発した内部被ばくの主因であり、事故後継続している放射性セシウムの内部被ばくは甲状腺がんに寄与していないことを示している。

これらの結果は、第1に、瞬間的な外部被ばくに比べると、放射性ヨウ素の内部被ばくの線量あたりのリスクは小さいこと、第2に、線量率の低い放射性セシウムの内部被ばくでは、甲状腺がんの過剰発症がなかったことを示している。これらの甲状腺内部被ばくの疫学調査結果は、ICRPのモデルを支持しており、ECRRの主張を否定している。

2. テチャ川周辺住民のがんおよび白血病

1949年から1960年にかけて、ウラル山脈の秘密核施設から放射性廃棄物が大量にテチャ川に放出された。約3万人のテチャ川流域の住民は、

汚染を知らされることもなく、放射性セシウムやストロンチウムやルビジウムなどの放射性物質により、外部被ばくと内部被ばくを被った。被ばくのピークは1950年から1951年でその年だけで200mSv前後になったといわれている。この集団の疫学調査が近年報告された[4, 5]。

　放射性ストロンチウム内部被ばくにより、骨髄性白血病が増加したが、骨髄等価線量あたりのリスクの大きさ（ERR＝4.9）は、原爆被爆のそれと同等であった。ECRRは、放射性ストロンチウムの内部被ばくのリスク換算係数をICRPのそれより300倍高く見積もっているが、テチャ川周辺住民の疫学調査結果は、それを明確に否定している。

　白血病以外の固形腫瘍に関しては、線量とERRの線量効果関係が200mSvから250mSv以上にかけて大きく上昇するカーブを示す。線量に応じてリスクが直線的に増加するLNTモデルで計算するとERR＝0.92（95%CI：0.2-1.7）となり、原爆被爆生存者のがん死亡リスクERR/Sv（0.42-90%CI：0.32-0.53）より高めであったが、信頼区間がオーバーラップしており、統計的に両者に有意差はない。さらに、200mSv以下の集団に限定すると原爆被爆生存者のリスクと同じ大きさであった。テチャ川コホートでは、2009年に線量再評価がなされ、ERR/Svは約0.6と低下してきており（未発表データ）、原爆被爆生存者との差はさらに縮小した。この結果も、ECRRの主張を否定するものである。

3. サーミ人の疫学調査

　スカンジナビア半島の北極寄りに居住し、国としてはノルウェー、スウェーデン、フィンランドとロシアにまたがり生活しているサーミ人の疫学調査は、放射線内部被ばくや生活習慣とがんとの関係を考える上で興味深い。1950〜1960年代の旧ソ連による核実験および1986年のチェルノブイリ原発事故により、サーミの人々が住む地域は放射性セシウム137に汚染された。サーミ人は、トナカイを飼育し、その肉を食べるほか、北極海や湖でとれた魚を大量に摂取する。トナカイは、セシウムに汚染された地衣類を食べるため、高度に汚染されていた。2005年に中央ノルウェーで肉の汚染レベルは6,000Bq/kgを超しており、ノルウェー政府は、3,000Bq/kg以上のトナカイ肉の消費を禁じている。1960年代から継続して実施されているホールボディカウンタ測定により、放射性セシウム137内部汚染は、1966年には北部ノルウェーのサーミ人男性で500Bq/kgを超していたが、徐々に低下し、チェルノブイリ原発事故前には50Bq/kgまで低下していた。一方、中央ノルウェーのサーミ人は、チェルノブイリ

原発事故以降、500Bq/kg超の放射性セシウム137内部汚染をうけ、2005年でも200Bq/kgの内部汚染が記録されている[6]。体重60kgの男性では、12,000Bqの放射性セシウム137を保持している計算になり、平均的日本人の放射性カリウム40（K-40）の保持量4,000Bqの3倍になる。仮に、放射性セシウム137を慢性的に999日摂取した結果12,000Bqの内部被ばくになっていたとすると、預託実効線量は1.4mSvである。

　サーミ人を登録し、がん罹患ないしがん死亡を追跡調査するコホート調査がスウェーデン、ノルウェー、フィンランドで実施されており、そのレビュー論文が発表された[7]。それによるとサーミ人は、同じ地域に住む非サーミ人や国の平均と比べてがん罹患もがん死亡も統計的に有意に少ない。例外は胃がんで、燻製肉や魚、塩蔵した肉や魚の摂取により、発がん物質ニトロソアミンや胃がんプロモーションに働く塩分を多量に摂取したためと考察されている。放射線で増加しやすい白血病、肺がん、乳がん死はサーミ人の方が有意に少ない。膀胱がんも有意に少ない。内部被ばく線量に注目した解析でも、内部被ばくの影響は無視できると結論されている。サーミ人の食習慣や生活習慣ががんリスクを下げていると考察されている。

4. チェルノブイリ膀胱炎

　サーミ人の疫学データは、チェルノブイリ膀胱炎の可能性を否定している。チェルノブイリ膀胱炎の根拠になったRomanenko論文は、元々放射線被ばくと膀胱がんの相関を検討できる研究デザインになっていない。Romanenko論文は、セシウム汚染の高・中地域に居住する男性で前立腺がん手術中に異常を発見され、膀胱生検を行った組織切片と対照地域の男性膀胱生検サンプルないし慢性膀胱炎女性の膀胱生検サンプルの病理組織を比較した研究である[8]。そして、セシウム汚染高・中地域に居住する患者では、生検サンプルの各々73％、64％が初期がんであったが、対照地域居住者の初期がんの率は0％であった。しかし、生検実施の基準が汚染地域と対象地域の病院により同じであったかどうか記載されておらず、対照地域だけ女性サンプルが入っているなど、報告者バイアスがかかっている可能性がある。また、入院中の尿中放射性セシウム137を計っているが、そのレベルは低く、尿中カリウム40レベルより一桁低い値であった。放射性セシウム137はカリウム40より強いエネルギーのβ線γ線を出すが、その健康影響の違いは等価線量換算係数で比較するとカリウム40の2倍にとどまる。カリウム40の内部被ばくを生まれたときから受け

ていても発症しないチェルノブイリ膀胱炎が、カリウム40より一桁低い放射性セシウム137の内部被ばくを高々十数年受けただけで発症するというのは、論理的な思考とはいえない。

5. Tondel論文

　サーミ人の疫学データは、Tondelらが報告した北部スウェーデン住民の放射性セシウム137外部被ばくとがん罹患を比較した地域対照研究結果を否定している。Tondelらは、スウェーデンの公的統計を用いて放射性セシウムによる外部被ばく線量6カテゴリーの住民のがん罹患を比較した[9]。最も外部被ばく線量率の高いカテゴリー地域でも、一日の屋外滞在時間8時間、屋内遮蔽係数を0.6とすると、チェルノブイリ事故で増加した空間線量の増加は、年間0.4～0.5mSv程度の地域である。それにもかかわらず、対照地区に比べて空間線量率が高まった地域では、チェルノブイリ原発事故後2年後の1988年から1991年にかけて一過性のがん罹患の増加がみられたことを報告している。内部被ばくは測定していないが、内部被ばくを念頭に置いた論文である。

　この論文の結果は、奇妙な特徴を持っている。第1に、一般に放射線により増加しやすい甲状腺がんや白血病は、有意ではないもののむしろ減少している。第2に、原爆被爆やチェルノブイリ原発事故後のがん罹患は、数年の潜伏期間を経てから増加し始め、その後何十年もリスクが増加し続けるが、Tondel論文では、事故後2年から5年に一過性に増加し、その後、リスクは消失している。なぜこのような生物学的にみても奇妙な結果になったのかに関して、Tondelは、何ら合理的な説明をしていない。

　このTondel論文は、きわめて恣意的に対照時期を設定しており、それが「奇妙な」結果につながっている可能性が高い。第1に、1986年から1987年の2年間のそれぞれの地域における標準化罹患率を基準にその後4年ごとの期間の標準化罹患率との比を計算している。対照となる期間が2年と短い。なぜ放射線影響のでない期間（潜伏期）を2年に設定したのか、合理的な説明はない。固形がんが成長する期間を考慮すると、潜伏期2年は短すぎる。疫学研究では、放射線被ばくから5～10年の潜伏期間を設定し、それ以降の罹患率の変動を検定するのが一般的である。第2に、過剰絶対リスクの計算に際して、対照地区の標準化罹患率との差を使っているが、集団のサイズが小さいため年度ごとの変動を受けやすい。実際、対照地区に限ってみても、1988年から1991年の標準化罹患率差が22.0/10^{5}PYと、その後の年代区分の標準化罹患率差（33.9/10^{5}PYおよび

36.1/10^{5}PY）より小さくなっている。この1988年から1991年の時期に「汚染地区」でがんリスクが高くなったと結論しているが、この時期に偶然対照地域でがん罹患が少なかったことが有意に働いている可能性が高い。もし、チェルノブイリ事故前の全地域の5年間の標準化罹患率を対照に使っていれば、年度ごとの変動の影響はもっと少なく、データは安定したと思われる。

さいごに

　低レベルの内部被ばくを恐れすぎて、偏食になったり、食習慣が乱れたりするのでは、逆に健康リスクを高める。また、震災からの復興を支援する意味でも、積極的に東北・北関東の食材を消費してあげたい。本稿が、内部被ばくを過剰に恐れる論調に対して、ブレーキを掛けることができれば幸いである。

＜文献＞

1) UNSCEAR. UNSCEAR 2006 Report, Annex A: Epidemiological studies of radiation and cancer. United Nations, 2008
2) Brenner AV et al: I-131 dose response for incident thyroid cancers in Ukraine related to the Chornobyl accident. Environ Health Perspect 119(7): 933-939, 2011
3) Shibata Y et al: 15 years after Chernobyl: new evidence of thyroid cancer. Lancet 358(9297): 1965-1966, 2001
4) Krestinina L et al: Leukemia incidence among people exposed to chronic radiation from the contaminated Techa River, 1953-2005. Radiat Environ Biophys 49(2): 195-201, 2010
5) Krestinina LY et al: Solid cancer incidence and low-dose-rate radiation exposures in the Techa River cohort: 1956 2002. Int J Epidemiol 36(5): 1038-1046, 2007
6) Skuterud L et al: Chernobyl radioactivity persists in reindeer. J Environ Radioact 83(2): 231-252, 2005
7) Hassler S et al: Cancer among the Sami--a review on the Norwegian, Swedish and Finnish Sami populations. Int J Circumpolar Health 67(5): 421-432, 2008
8) Romanenko A et al: Urinary bladder lesions induced by persistent chronic low-dose ionizing radiation. Cancer Sci 94(4): 328-333, 2003
9) Tondel M et al: Increased incidence of malignancies in Sweden after the Chernobyl accident--a promoting effect? Am J Ind Med 49(3): 159-168, 2006

浜通り地域での内部被ばくの現状
―検査結果の意味するところとその限界

坪倉正治

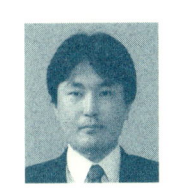

南相馬市立総合病院内科、相馬中央病院内科、東京大学医科学研究所
先端医療社会コミュニケーションシステム社会連携研究部門

2006年3月に東京大学医学部を卒業。東日本大震災発生以降、毎週月～水は浜通りに出向き、南相馬市立総合病院を拠点に医療支援に従事。血液内科を専門とすることから、放射線による内部被ばくを心配する被災者の相談にも対応している。

　南相馬市立総合病院では2011年7月より住民を対象とした内部被ばく検査が開始された。2012年3月までの検査結果では、小児1,432人中、235人(16.4％)から、成人8,066人中、3,051人(37.8%)からセシウムが検出された(検出限界は2分の計測でセシウム134：210Bq/body、セシウム137：250Bq/bodyである)。預託実効線量は1人を除いて全員1mSv以下であり、チェルノブイリ原発事故数年後に検出されていた値を、南相馬市での現状の内部被ばく検査による被ばく線量は下回ることが示された。また、現在の日常生活での慢性被ばくは非常に低く抑えられていることも分かってきている。しかしながら、浜通りでも非流通の汚染された食品を継続的に摂取することで、比較的高度の内部汚染を認める住民も散見されている。チェルノブイリ原発事故後、汚染食品の継続的な摂取による内部被ばくが続き、年間の内部被ばく線量が事故後約10年後に最大になった地域も存在し注意が必要である。放射線被ばくの問題は個別対応が基本である。安易な安全論や危険論にだけ固執するのではなく、今後も食品検査の徹底を含めた継続的な検査が必要である。

はじめに

　放射性物質を体内に取り込むことにより、被ばくすることを内部被ばくと呼ぶ。体内の放射性物質量の測定には、ホールボディーカウンター(以

下：WBC)を用いた計測と、尿や便から計測するバイオアッセイ法が存在する(図1)。

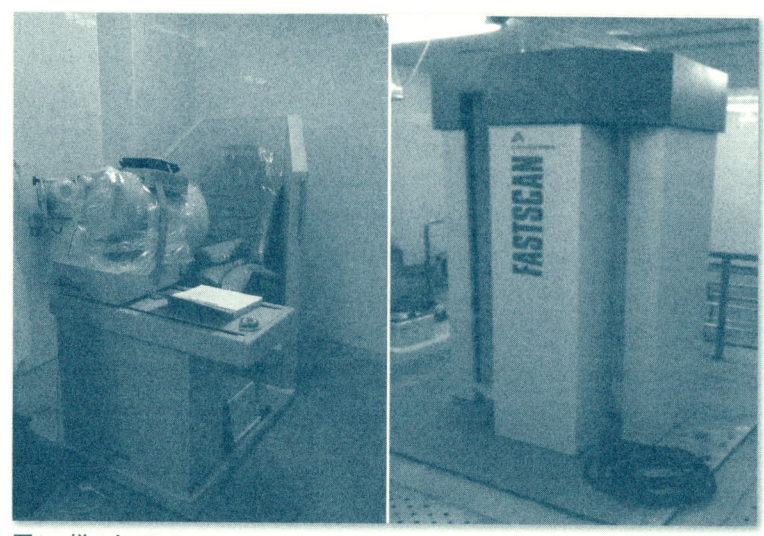

図1　様々なWBC

　WBCによる内部被ばく検査は、市町村主導の住民検診として行っているものや、個人、グループまたは私立病院がWBCを購入し独自に検査しているもの、福島県、JAEA、放医研主導によるものなど様々である。2012年8月までに約40台のWBCが福島県には導入され、現在も継続的な検査が続いている。南相馬市立総合病院では、2011年7月11日より、WBCによる住民対象の内部被ばく検査を開始した。今現在はキャンベラ社製のFastscanを用い、1日あたり110人のペースで検査が進み、現在までに約20,000人の検査が終了している。

　本稿では、南相馬市立総合病院をはじめ、平田村のひらた中央病院、相馬市の相馬中央病院、いわき市の常磐病院などいくつかの病院で実施されている内部被ばく実測検査結果をもとに、その結果の意味および限界について概説する。

全体の検査結果

　現在までの検査結果は、福島県のホームページや、南相馬市のホームページなどで徐々に公開が進んでいるが、医学専門誌での掲載を含めて情

報公開はまだ十分ではない。南相馬市立総合病院の結果は、「JAMA」（アメリカ医学界雑誌）に2012年8月に掲載された[1]。

2011年9月から2012年3月に南相馬市立総合病院で内部被ばく検査を受けた9,498人を対象としている。小児1,432人（女児720人、年齢中央値7歳(6～15歳)）の中で、235人（16.4％）からセシウム134または137を検出。身体あたり210～2,953Bq/body（中央値590Bq/body）、体重あたり2.8～57.9Bq/kg（中央値11.9Bq/kg）であった。一方、成人8,066人（女性4,512人、年齢中央値44歳(15～97歳)）では、3,051人（37.8％）からセシウムを検出。身体あたり210～12,771Bq/body（中央値744Bq/body）、体重あたり2.3～196.5 Bq/kg（中央値11.4 Bq/kg）であった。検出限界は2分間の測定にて、セシウム134：210Bq/body、セシウム137：250Bq/bodyである。ヨウ素は検出されなかった（図2）。

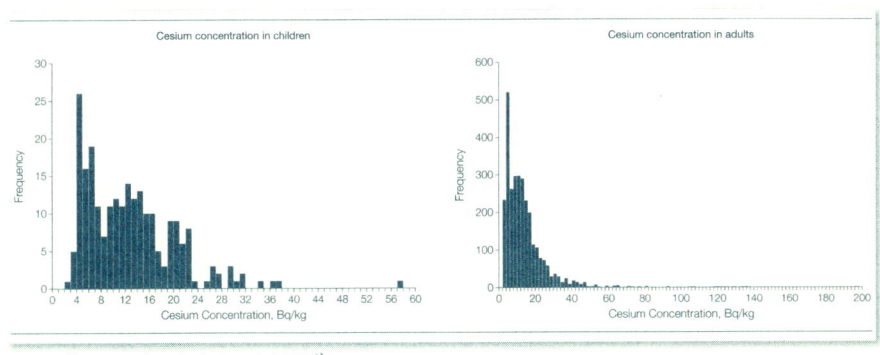

図2 「JAMA」に公表された結果[1]

　　　預託実効線量は1人を除き、1mSv未満（最大値1.07mSv）であった。チェルノブイリ原発事故数年後に検出されていた値[2]よりも、南相馬市での現状の内部被ばくによる被ばく線量は、低いと考えられる。WHOが発表しているpreliminary report[3]に比較しても、実測値は低い。しかしながら、ヨウ素による内部被ばくを含めた事故直後の実測モニタリング数が十分ではなかったことや、初期の計測データが十分に公表されていないことなど、問題点も残っている。「JAMA」に公表された結果[1]も市民全員の検査結果ではなく、真の母集団のrepresentativenessを保証できるかという問題もある。今後もモニタリングを継続し、長期的影響を慎重に評価していくことが必要である。

日常生活における慢性的な被ばくについて

　今後も長期的な内部被ばくの評価は必要である。チェルノブイリ原発事故後、汚染食品の継続的な摂取による内部被ばくが続き、年間の内部被ばく線量が1995年頃（事故後約10年後）に最大になった地域も存在する。ベラルーシのベルラド研究所の報告書によると、内部被ばくの原因の94％が食物、5％が水、1％が空気であったと報告されており、今後の内部被ばく軽減のためには食品の検査が最も重要となる。

　今現在、浜通り地域住民の慢性的な内部被ばくは非常に低く抑えられていることがわかってきている。その根拠となるデータを2つ紹介する。

　1つ目は南相馬市立総合病院での結果である。「時間経過とともに、セシウムの検出率が低下傾向」である（図3）。

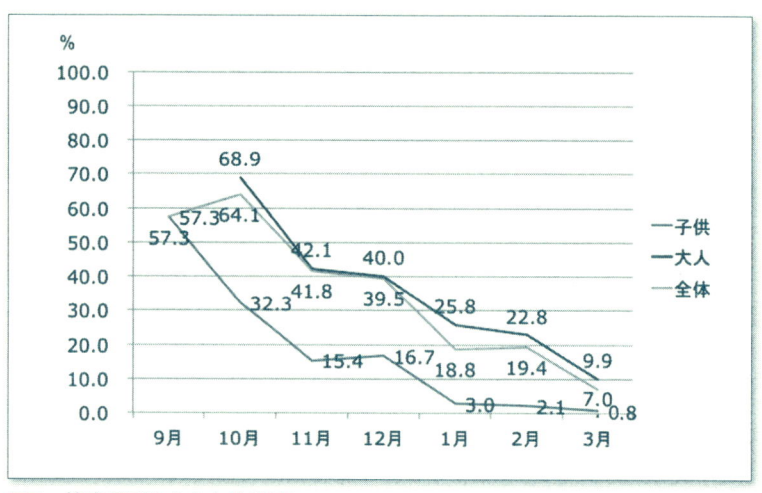

図3　検査月別セシウム検出率

　小児を対象にした2011年9月、10月時点での検査では、約半数が検出していたのに対して、今年3月時点の検査でのセシウム検出率は、子供で1％未満となった。生物学的半減期の比較的長い大人であっても低下傾向であることに変わりはない。これらは同一個体を対象とした検査結果ではないため、今後継続的な検査が必須である。

　2つ目は、2012年の4月以降、生物学的半減期の短い小児では、ほぼ全員で検出限界以下という事実である（図4）。南相馬市立総合病院、ひらた中央病院、常磐病院、相馬中央病院での検査中、12歳以下の小児6,000

```
WBC所有施設                    相馬中央病院
                              南相馬市立総合病院
                              ひらた中央病院
                              ときわ会常磐病院

2012年4～6月における各施設での12歳以下小児におけるセシウム検出率
①ひらた中央病院 約2,700名中 2名
②トキワ会陽常磐病院 約2,100名中 1名            合計
③南相馬市立総合病院 約900名中 3名（同一家族）   約6,000名
④相馬中央病院 約150名中 0名                    中6名(0.1%)

検出限界は施設ごとに異なるが、Cs137で約250～300Bq/body
```

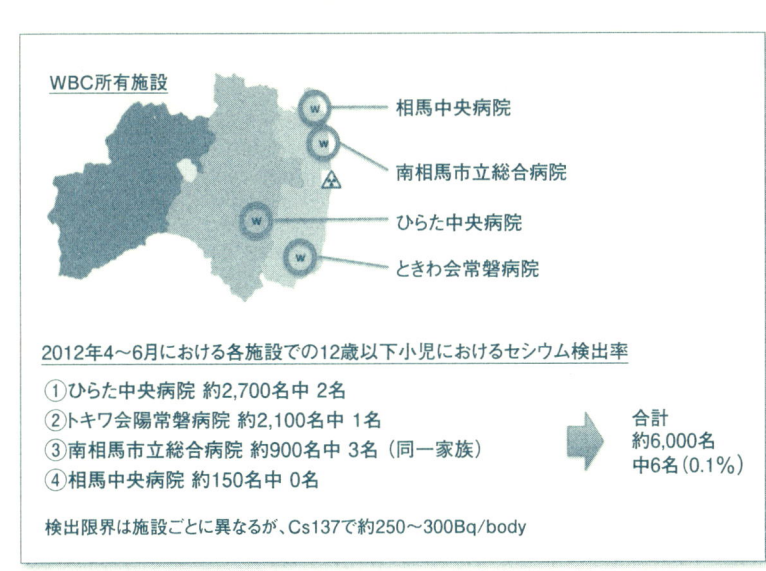

図4　2012年4～6月における各施設でのWBC所有施設

人において、WBCでのセシウム検出（検出限界以上）が6人であった。

　ある個体が慢性的な内部被ばくをしている場合、一定時間経過後も検出限界以下まで個体内の放射性物質の量は低下しない。多くの病院で時間経過とともにセシウムの検出率が低下し、排泄の早い小児でほぼ全員から検出しないことは、器械の検出限界レベル以下の慢性的な被ばくを否定できるものではないものの、今現在での日常生活上大きな内部被ばくをもたらすものではないことを示している。

今後注意すべき点について

　現在以降の内部被ばくはそのほとんどが汚染食品摂取による。しかしながら、今現在流通している食品に関して大きなリスクはないと考えられる。この状況はチェルノブイリとは全く異なる。福島県の農家の方々、多くの父母たちの努力の結果である。

　南相馬市立総合病院では内部被ばく検査とともに、食品に関する問診を行っている。食品を「スーパーで購入し、産地を選んでいる」という方と、「スーパーで購入するが、産地は選ばない」と答える方で、内部被ばくの値が異なるという結果は導かれていない。同様にミネラルウォータと市の水道を用いる方の間で差も出ていない。もちろん、差が明らかになるほど時

間が経過していないという批判はあり得るが、少なくとも今現在、スーパーで食品を購入し、市の水道を使用している普通のご家庭でセシウム量が増え、値が下がらなくなっているという状況ではない。

　米や野菜、果物など「家庭または地元で作ったもので、かつ未検査のものを継続的に摂取している」方は相対的に高リスクになると考えられる。比較的高線量地域在住の農家であっても、検査後の食品摂取を徹底している方々での体内セシウム量は、その他の地域の方と遜色ない。Localな食べ物の摂取がすぐに危険という訳ではなく、Localな食べ物を未検査のまま継続的に摂取することがリスクとなると考えられる。現在の慢性期の評価において、セシウムを検出するのは地域単位ではなく、家族単位である。居住区域の空間線量と内部被ばく線量は相関していない。繰り返しとなるが、今の生活での内部被ばくは、現在の食生活でどの程度汚染食品を避けられているかに大きく依存している。

　体内セシウム量において、比較的高値を示す症例が散見され始めていることは注意を要する。ひらた中央病院では、2012年7月の検査にて10,000Bq/body以上を計測するご家族が来院された。食品検査の結果、干しシイタケ142,134Bq/kgをはじめとして、かやの実1,001Bq/kg、くり790Bq/kg、むきぐり220Bq/kgなど高度の汚染が確認された。成人で20,000Bq/bodyを1年間維持したとしても年間被ばく量1mSvには到達しないが、①非流通品で、②以前値が高いと報告されていたもので、③「未検査」のものを摂取する場合には体内へのセシウムを含む放射性物質の取り込みリスクがあることを認識する必要がある。

WBC検査を進める上での課題

　WBC自体の導入は進んでいるものの、その情報を処理するリソースの不足は各検査施設に大きな負担をかけている。これらの検査には、問診記入の補助、着替えや検査の誘導、外部汚染のチェック、検査自体を行う技師、結果説明のための医師など多くの人員が必要となる。医療行為ではないこの検査は、各施設に多くの人員の捻出を強いるものの、そのシステムを維持できるだけの仕組みはまだでき上がっていない。WBCの規格化がなされておらず、スペクトル解析のソフトウェアの性能の問題や、小児の計測の問題（小児は体積が小さいため正確な測定が困難であること）など、解決すべき問題が山積している。放射線の影響に関して、結果通知に関しても、安易な安全論や危険論だけが取り上げられることが多い。放射線被

ばくの問題は個別対応が基本である。じっくり時間をかけて話を聞き、お互いに対話を続けながら方針を決めていくことが最も重要となる。

今後の食品検査の徹底と継続的なWBCによる検査が必要と考えられる。WBCの検査は、1度の結果で何かが言える訳ではなく、継続的な検査を行うことで初めて大きな力を持つ。今後も定期的に検査を行い、体内の放射能量が増えないことを確認する必要がある。

＜文献＞
1) Tsubokura M et al: Internal radiation exposure after the Fukushima nuclear power plant disaster. JAMA 308(7): 669-670, 2012
2) Hoshi M et al: Radiocesium in children residing in the western districts of the Bryansk Oblast from 1991-1996. Health Phys 79 (2): 182-186, 2000
3) World Health Organization(WHO): Preliminary Dose Estimation from the nuclear accident after the 2011 Great East Japan Earthquake and Tsunami, 2012. http://www.who.int/ionizing_radiation/pub_meet/fukushima_dose_assessment/en/index.html

食品の放射能汚染推移と
規制の問題点

松永和紀

科学ライター

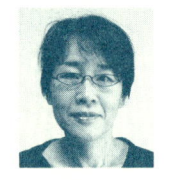

1989年、京都大学大学院農学研究科修士課程修了。毎日新聞社に10年間勤めたのち独立。食品の安全性や環境影響等を主な専門領域として、執筆や講演活動をしている。「メディア・バイアス あやしい健康情報とニセ科学」（光文社新書）で科学ジャーナリスト賞2008を受賞。科学的に適切な食情報を提供する消費者団体FOOCOM（フーコム）を設立し、ウェブサイトhttp://www.foocom.net/を運営している。

　福島第一原発事故により放出された放射性物質は拡散し降下し、農産物や水産物を汚染した。また、福島第一原発から海に流れ出した汚染水が、水産物に影響を与えた。すぐに暫定規制値が運用され、国や県等が食品を検査し、暫定規制値を超過した場合には、エリアを決めてその食品に出荷制限や摂食制限を講じる仕組みができた。事故直後は、降下した放射性物質の直接付着により著しく高い汚染も検出された。だが、それらが規制され処分された後は、植物の根が放射性物質を吸収しにくいことや生産者による除染努力等により農産物の汚染は大きく低減し、また、水産物は汚染水の影響が大きい福島県が沿岸漁業の再開を見送るなどした。その結果、市中に出回る食品の放射能汚染は最小限に食い止められた。国や県等のモニタリング検査は2012年3月末までに計13万3,832件に達し、暫定規制値超過は1,204件（0.90％）。食品による内部被ばく推計は相当に高く見積もって年間0.1～0.2mSv程度に留まった。汚染の低減を受け、2012年4月からは、新基準値が施行されたが、科学的な安全と共に国民の安心感が追求され、著しく低い基準値となった。基準の意味が十分に説明されなかったため、一部の国民の間で放射能汚染に対する忌避感が強まったとみられ、福島県では「風評被害」の訴えが続くほか、学校給食の事前検査で数Bq/kgを検出した食品が廃棄されるなどの問題が生じている。また、新基準値の導入検討にあたって、費用便益分析や食品の持つほかのリスクとの比較による優先順位付けはまったく検討されず、限られたリソースの適正配分という観点から疑問の残る規制となっている。

食品の暫定規制値

　福島第一原発事故が起きた当時、国産の食品には放射性物質の基準がなかった。そこで、厚生労働省は原子力安全委員会の指標を暫定規制値と

し、これを上回る食品の生産、流通、販売などを止めるように2011年3月17日付で都道府県に通知した[1, 2]。

放射性セシウムについては、放射性ストロンチウムと合わせた年間の線量限度を5mSvとした。年間に暫定規制値程度の食品を50％、汚染されていない食品を50％食べると想定し、乳児から成人までいずれの年代でも線量限度を超えないように数値を算出して、この中から、もっとも小さな数値を選び暫定規制値とした（主な食品が500Bq/kg、牛乳や飲料水などが200Bq/kg）。放射性ヨウ素については、年間に甲状腺等価線量として50mSv（実効線量として2mSvに相当）を限度とし、1度の放射性ヨウ素放出により食品が100%汚染された後、その後の放出汚染はない、という仮定で、数値を決めた。超える食品は、エリアごとに出荷制限や摂食制限がかけられた（表1）。

表1　2012年3月末まで運用された暫定規制値
原子力安全委員会の指標に基づき定められた暫定規制値。ウラン、プルトニウム及び超ウラン元素のアルファ核種についても決められたが、今回の事故ではほとんど検出されなかったため、表から割愛した。ストロンチウムについては、ストロンチウム90がセシウム137の1割存在すると仮定して、放射性ストロンチウムとセシウム合わせた線量限度を5mSvとして算出されている。

放射性物質	食品衛生法に基づく食品中の放射性物質に関する暫定規制値（Bq/kg）	
放射性ヨウ素（混合核種の代表核種：^{131}I）	飲料水	300
	牛乳・乳製品（注）	
	野菜類（根菜、芋類を除く）	2,000
	魚介類	
放射性セシウム	飲料水	200
	牛乳・乳製品	
	野菜類	500
	穀類	
	肉・卵・魚・その他	

（注）100Bq/kgを超えるものは、乳児用調整粉乳及び直接飲用に供する乳に使用しないよう指導すること
出典：厚労省2011年3月17日発出通知「放射能汚染された食品の取り扱いについて」

食品汚染の推移

福島第一原発事故直後は、降下した放射性物質が農産物や海の表層にい

る魚などに直接付着し、高い数値が検出された。だが、半減期が短い放射性ヨウ素は、急激に低下した。放射性セシウムは土壌中の粘土鉱物に結合しやすいため、植物の根からの吸収割合は少なく、降下物が直接付着した食品が出荷規制等により排除された後は、食品汚染は低減した(図1)。国や県等によるモニタリング検査数は2011年8月末で計16,584件に上り、このうち暫定規制値超過は596件(3.6%)。9月から2012年3月末までの集計では、検査数11万7,248件に対し、暫定規制値超過は608件(0.52%)に留まった[3]。

品目別では、野菜類は2011年7月以降翌3月までに、暫定規制値を超えた割合は0.06%、100Bq/kgを超えた割合は0.26%だった。茶や果樹の一部では、花や葉、樹皮に付いた放射性セシウムが樹体内を転流して可食部である実や新芽等に集まる現象が起き、エリアと品目によっては出荷制限がかけられた。生産者は、事故時に付いていた葉や樹皮を洗ったり除去したりするなどの対策をとった。

米は、2011年度産米について、17都県で3,217検体が検査され、福島県で暫定規制値を超えたのが1件、500Bq/kgちょうどが1件あったが、50Bq/kg以下が3,190件、99.2%を占めた。

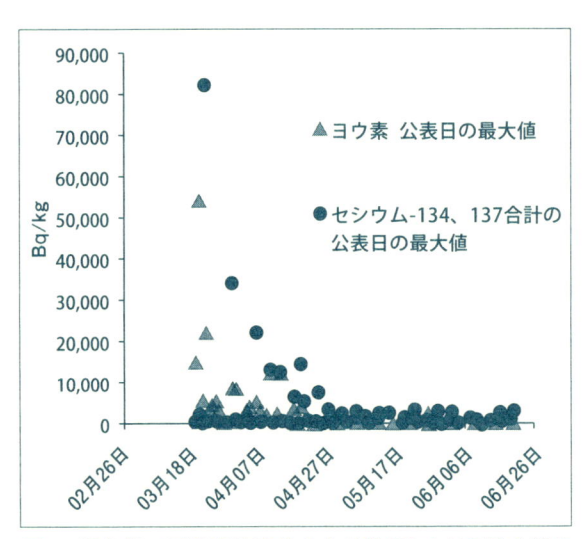

図1　福島第一原発事故直後の食品検査における最大値の推移
厚労省のまとめた国・県等によるモニタリング調査から、公表した日の最大値の推移をグラフ化した。当初は大きな汚染が検出されたが、1〜2ヶ月で低減したことがわかる。

畜産はもともと、飼料を輸入物に大きく依存しているため影響は小さかった。ソ連・チェルノブイリ原発事故では、牛乳の放射性ヨウ素汚染が子どもの甲状腺がん発生の原因となったが、福島県ではすべての乳業工場が地震により被災し生産が止まり、道路も寸断されて酪農家から原乳を集められず、出荷規制もかかったため、県内全域で1カ月近く牛乳を生産できなかった。

2011年7月には牛肉の放射性セシウム汚染が発覚した。降下した放射性セシウムが付着した稲わらを飼料としたためで、全頭検査がはじまり、

2012年3月末までに全検査数の0.17%が暫定規制値を超えた。一方、水産物は、原発から流れ出した汚染水により福島県沖のさまざまな魚種が影響を受け、特に底層にいる魚が数多く暫定規制値を超えた。ただし、福島県の沿岸漁業は本格再開されておらず(2012年11月現在)、汚染の程度の高い魚は市中には出回っていない[4,5]。また、淡水魚は放射性セシウムを蓄積しやすく多くの川や湖で出荷規制がかけられた。

食品による被ばく線量の推計

　国や県等の2011年3～8月のモニタリング検査結果を基に、厚労省審議会の作業グループが被ばく線量を推計した結果、中央値濃度の食品を半年間継続摂取した場合の実効線量は0.051mSv、そのままの汚染が継続したと仮定した場合の年間の実効線量は0.099mSvだった。90パーセンタイル値濃度の食品を摂取した場合でも、年間0.244mSvに留まった[6]。

　日本生活協同組合連合会も2011年度、18都県の組合員250世帯(うち、福島県が100世帯)を対象に陰膳調査(ふだんの食事で1食分多く作ってもらい、回収し測定する)を行った(検出限界1Bq/kg)。239世帯の食事からは検出せず、検出した11世帯(福島10世帯、宮城1世帯)の最高値は11.7Bq/kg。最高値の家庭がこの食事を食べ続けた場合の年間実効線量は0.136mSvと推計された。日本生協連は12年度も陰膳調査を行っており、上記に調べた334世帯中、検出されたのは3世帯。最高値は3.2Bq/kgに留った[7]。国立医薬品食品衛生研究所の調査でも、被ばく線量は放射性カリウム等による被ばく線量に比べて非常に少ないことが明らかとなった(図2)[8]。

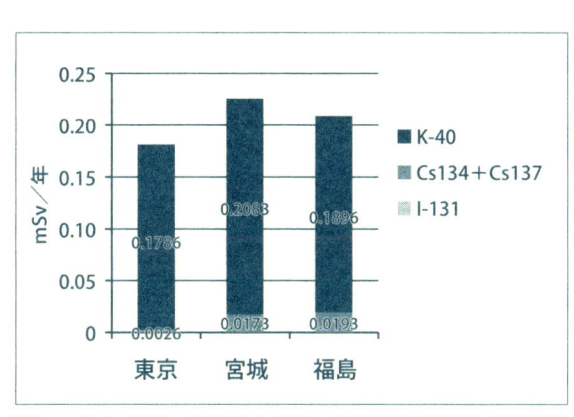

図2　東京、福島、宮城の年間被ばく線量推計(国立医薬品食品衛生研究所)
国立医薬品食品衛生研究所が2011年9月と11月、東京都、宮城県、福島県で食品を購入し、2007年度国民健康・栄養調査の食品別摂取量平均を踏まえ試料を調整し測定した(宮城県、福島県については、生鮮食品は可能な限り、地元県産、あるいは近隣県産品を購入した)。その測定結果を踏まえて、年間被ばく線量を推計した。
出典: 2011年12月22日開催 厚労省薬事・食品衛生審議会食品衛生分科会放射性物質対策部会資料の配付資料「食品からの放射性物質の1日摂取量の推定について」

新基準値の施行

　暫定規制値が運用される一方で、食品安全委員会は放射性物質のリスク評価を行い、2011年10月に厚生労働大臣に通知した。(1)放射線による健康影響が見出されるのは、生涯に追加の累積実効線量でおおよそ100mSv以上、(2)小児の期間は、感受性が成人より高い可能性がある、(3)100mSv未満の健康影響について言及するのは、現在得られている知見からは困難—との内容である[9]。

　これを受けて、厚生労働省で暫定規制値に代わる新基準値が検討された。国際連合食糧農業機関(FAO)と世界保健機関(WHO)により設置された国際食品規格を策定する組織「コーデックス委員会」が、食品の介入線量レベルとして年間1mSvをガイドラインとしていることを受け、線量限度を年間1mSvとした。放射性セシウムとストロンチウムのほか、ルテニウム、プルトニウムを規制対象とし、放射性セシウム以外は測定に時間がかかることなどから、実測値から放射性セシウムとの存在比率を調べ被ばく線量の割合を推定し、放射性セシウムを規制することで、他の核種も含めて合計で1mSvを超えないようにすることとなった。

　一般的な食品については汚染率を50％とし、放射性セシウム100Bq/kgを規格基準とした。また、子どもが多く摂取する牛乳と乳児用食品については、汚染率を100％として50Bq/kgに、また、飲料水とその代替となる飲用茶については、WHOの基準に従い10Bq/kgとした**(表2)**。これらの新基準値は、厚労省での検討の後、文部科学省放射線審議会に諮問

表2　放射性セシウムの新基準値
放射性セシウムだけでなく、放射性ストロンチウム、プルトニウム、ルテニウム等も含めた線量限度を年間1mSvとし、放射性セシウムとほかの核種との存在比率を調査から求め、それを基に放射性セシウムの基準値を設定した。米、牛肉、大豆については、準備期間が必要として、経過措置期間が設けられ、新基準値への移行が先延ばしされた。

食品区分	食品衛生法に基づく規格基準 (Bq/kg)
一般食品	100
飲料水(お茶も含む)	10
乳児用食品 (粉ミルク、フォローアップミルク、ベビーフードなど)	50
牛乳	50

出典：厚労省資料「食品中の放射性物質の新たな基準値について」

され、同審議会の了承を経て2012年4月1日より施行された。

　新基準値での規制が始まった4月以降、8月末までに91,740件の食品が検査され、基準値超過は1,274件（1.4%）となっている。超過しているのは福島県沖の底層にいる魚や野生のイノシシ、クマの肉、山菜、キノコ類など、特定の品目に留まっている。これらは、操業が見送られたり出荷規制が講じられたりしており、市中に流通している食品の汚染は事実上、懸念のない状態となっているとみられる[3]。

新基準値の問題点

　暫定規制値により規制され、生産者が除染や飼料、資材管理などに努めた結果、食品の汚染は2011年夏以降、著しく下がった。そのため、暫定規制値から新基準値に移行しても、年間の被ばく線量の推計は成人の中央値で0.051mSvから0.043mSvに下がるだけだった[10]。多くの食品の数値が低いため、500Bq/kgで線引きをしてそれを上回る食品を市中から排除しようが、100Bq/kgで線引きしようが、年間の被ばく線量に大きな違いはない。だが、審議会での議論が始まる前に、厚労大臣が「線量限度を、5mSvから1mSvに下げる」と発言して政治主導を行い、厚労省は審議会等で「より一層の安全と安心を確保する観点から」と説明し、基準の引き下げが社会の不安を抑えるためであることを明言した[11]。

　リスク管理においては、世論の動向も検討の重要な一要素である。だが、介入線量の意味や、食品の汚染率を50％や100％と仮定していることが現実と著しく乖離していることなどを詳しく説明しないまま、基準を引き下げたことが、消費者の放射性物質忌避を助長した面もあったのではないか。福島県では12年夏も「風評被害が続いている」と訴える農業関係者が多かった。野菜や果物の市場価格は例年より安いとして、地元紙が風評被害に関する記事を報道し続けている。また、横浜市は、5～7月に神奈川県産の冷凍ミカンを提供する予定にしていたが、検査で放射性セシウムが3.6～11Bq/kg検出され、保護者の不安の声を受けたとして提供を中止した[12]。

　加えて、大きな問題は費用対効果の検討が行われないまま、新基準値の導入が決まったこと、そして、ほかのリスクとの比較による優先順位付けが検討されなかったことであろう。福井県立大学の岡　敏弘教授は、放射性セシウムの発がんリスクを検討し、その損失余命（平均余命の短縮）を全年齢で1mSvの被ばくあたり、0.42日と推定した。それに基づき、余命延

長に要した費用(出荷制限により失われた金額等)とリスクに対する支払い意思額から算出した余命延長便益を比較した結果、品目によっては暫定規制値による規制でさえも、下げられるリスクによる便益よりも費用の方が大幅に上回っていることを明らかにしている[13]。

また、東京大学の研究チームなどによる福島第一原発事故後の東京都民の発がんリスク比較で、事故後1年間の放射性セシウムの摂取リスクは、ヒ素(米やヒジキ等に多く含まれる無機ヒ素は、発がんリスクがあるとされている)やダイオキシン類などより低いことが、明らかとなった[14]。さらに、国立医薬品食品衛生研究所安全情報部の畝山智香子第三室長は著書で、事故後の食品汚染によるリスクと、ほかのリスクとの比較を、発がんリスクやMOE(暴露マージン)で試み、どちらの手法でも、放射性物質による汚染リスクが、食品が抱えるほかのリスクに比べて大きくはないことを明らかにしている[15]。

リスクの低減効果の小さい新基準値が施行され、全国で大量の食品が測定されて検出限界未満であることが次々に確認されて安心を得るのが社会として適切なのだろうか。それに費やす金を福島県民の外部被ばく線量低減や津波・地震の被害者のケア、健康回復に配分すべきではなかったか。是非を論じるのは難しい。社会科学による多角的な検証が、今後の課題と考えられる。

<文献>

1) 厚生労働省通知「放射能汚染された食品の取り扱いについて」(2011年3月17日)
2) 原子力安全委員会「飲食物摂取制限に関する指標について」
3) 厚生労働省「食品中の放射性物質への対応」http://www.mhlw.go.jp/shinsai_jouhou/shokuhin.html(2012年10月30日)
4) 農林水産省「東日本大震災に関する情報」http://www.maff.go.jp/j/kanbo/joho/saigai/index.html
5) 水産庁「東京電力福島第一原子力発電所事故による水産物への影響と対応について」http://www.jfa.maff.go.jp/j/koho/saigai/index.html(2012年10月30日)
6) 厚生労働省薬事・食品衛生審議会食品衛生分科会放射性物質対策部会作業グループ(線量計算等)による被ばく線量推計(2011年10月31日開催の同部会配付資料)
7) 日本生活協同組合連合会「家庭の食事からの放射性物質摂取量調査結果について」http://jccu.coop/info/pressrelease/2012/10/2012-574.html(2012年10月30日)
8) 国立医薬品食品衛生研究所「食品からの放射性物質の一日摂取量の推定について」(2011年12月22日開催の厚労省薬事・食品衛生審議会食品衛生分科会放射性物質対策部会配付資料)
9) 内閣府食品安全委員会 評価書「食品中に含まれる放射性物質」
10) 厚生労働省薬事・食品衛生審議会食品衛生分科会放射性物質対策部会報告書「食品中の放射性物質に係る規格基準の設定について」
11) 厚生労働省資料「食品中の放射性物質の新たな基準値について」http://www.mhlw.go.jp/topics/bukyoku/iyaku/syoku-anzen/iken/dl/120117-1-03-01.pdf(2012年10月30日)
12) 横浜市2012年5月21日付記者発表資料「学校給食の冷凍ミカンについて」http://www.city.yokohama.jp/ne/news/press/201205/20120521-025-14552.html(2012年10月30日)
13) 岡 敏弘: 放射性物質汚染食品規制のリスク便益分析. 日本リスク研究学会第24回年次大会講演論文集 24: 18-20, 2011
14) 国立大学法人 東京大学・独立行政法人 科学技術振興機構共同発表「飲食物由来の放射性ヨウ素およびセシウムによる東京都民への曝露量と発がんリスクの推定」http://www.jst.go.jp/pr/announce/20120312/index.html(2012年10月30日)
15) 畝山智香子:「安全な食べもの」ってなんだろう? 放射線と食品のリスクを考える. 日本評論社, 東京, 2011

被ばくをめぐる報道のウソ

小島正美
毎日新聞社生活報道部・編集委員

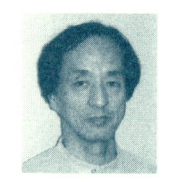

1951年、愛知県犬山市生まれ、愛知県立大卒後、毎日新聞社に入社。松本支局、生活報道部、千葉支局次長を経て、現在、生活報道部編集委員。食の安全や健康・医療問題を担当。東京理科大非常勤講師。著書に「誤解だらけの放射能ニュース」(エネルギーフォーラム)など多数。

> 　放射線のリスクに関するメディア情報のウソをどう見抜くか。真偽を判定する目をもつにはどうすればよいか。こう問いかけをするのは簡単だが、実際に、あるニュースを見て、どこがどう間違っているかを見抜くのはかなり難しい作業である。専門家でも自分の専門分野ならウソがわかるだろうが、一歩専門から離れるとおそらくウソを見抜くのは不可能だろう。
> 　では、どうすればよいか。ウソを見破った人が第三者に伝える仕組みを作ればよい。
> 　とりあえず、自分のネットブログに「これはウソです」を記すこともできるだろうが、自分ではウソだと思っても、自分1人の思い込みということも考えられる。やはりウソかどうかの検証は複数の目でチェックすることが必要だ。あらかじめ仲間に呼びかけて、ウソかどうかのネットワークを作っておき、会員の多数が「これは明らかに間違っている」と確かめた段階(できるだけニュースの発信元にも確認をとった上で)で、ウソ情報を発信する。
> 　ただ、そのウソを暴いたネットニュースを知る手だてがない。「今月のウソ・ニュース」という項目をクリックしたら、即座にウソの一覧ニュースが出てくるのが理想的だ。
> 　すでに日本国内にも、メディア情報を検証する活動団体がいくつかある。それらを結びつけて、定期的にまとまったウソ情報として「今月のウソ・ニュース」を発信する体制をつくりあげればよいだろう。これが「メディアのメディア」だ。一方、個人でもニュースの特質を知ることが大事だ。一番知っておくべきことは、特殊なエピソードで科学性を語るストーリーには十分に気をつけたい。

はじめに

　衝撃スクープ「郡山4歳と7歳児に甲状腺がんの疑い！ 福島からの避難民11人に深刻な異常が見つかった」。こんな大見出しの記事が「週刊文春」

（2012年3月1日号）に載った。福島県から北海道に避難していた4歳児と7歳児の甲状腺に異常が見つかったという内容だ。

　見出しから、この記事が「がんの疑い」を強調したいことはすぐに分かる。だれが「がんの疑い」だと判断したかは匿名のため、分からない。しかし、18歳以下の子供170人など309人を対象に、エコー検査した札幌市の医師の話として、以下のような内容が書かれている。

　「エコー検査を実施した内科医が言う。しこりのあった7歳女児と4歳男児の2人に加え、19歳以上の『大人』9人の計11人に、甲状腺がんの疑いがありました。うち成人女性1人は既に甲状腺がんが確定、切除手術を行うことも決まっています。いくら『5歳以下で5ミリ以上の結節ができることはない』と言われても、今回検査をして、これが出たことは事実です」。

　これを読んで、ホントかなとまず疑いたくなるような内容だが、その異常を裏付ける専門家の医師がすべて匿名なのが気になった。こういう大事な症例を世間に公表するからには、当然ながら、エビデンスの向上のためにも、専門家同士の意見交換、議論が欠かせない。こんな重大な事実を証言する医師が匿名では検証のしようがないとの印象をもったが、よくある週刊誌ネタ！　と軽くみていた。

医師の反論会見

　ところが、不覚にも3ヶ月以上後になって、取材を受けた医師が弁護士とともに、週刊誌が発売されたその日（2月23日）に反論の会見を行っていたのをたまたまネットで知った。

　これは即座の反論会見といってよい。エコー検査をして、取材を受けた医師（札幌市）は6ヶ所の間違いを示す正誤表を用意していた。そして、「（記事に書かれているようながんの疑いに関して）、そのような話はしていない」ときっぱりと言った。要するに「甲状腺がんの疑いがある」とは言っていないというのだ。

　そして、その医師は次のように正しい事実を述べた。

　「18歳以下の170人（文春は子供139人と書き間違えている）を検査した結果、4人で5.1ミリ以上の結節や20.1ミリ以上ののう胞が確認された。これは福島県で実施している検査で「B」判定で、精密検査でどれも良性との判定だ。二次検査を要する「C」判定の人はいなかった」。

　つまり、どれも良性で、異常ではないという内容だった。

　これに対して、筆者のおしどりマコさんと文春側が反論の会見（2月25

日)で、「記事は事実だ。誤報ではない。やりとりしたメールもある」と反論した(このあたりのやりとりについては、BLOGOS(ブロゴス)編集部のウェブサイトを参考にした)。

　がんの疑いがあると言いながら、子供の細胞診は実施されていない。だれがどう見ても、がんの疑いだという確証は薄い。それにもかかわらず、筆者は次のように書いた。

　「甲状腺がんは通常、進行が非常に遅いはずだ。旧ソ連においても発症が確認され出したのは事故の約4年後のことだった。何かの間違いでは━。だが、そんな思いは、事実の前にあっさりと裏切られた」。

　良性だろうが、悪性だろうが、被ばくして約4年経った後に甲状腺がんが生じる。これが甲状腺の専門家の一致した見方だ。ということは、百歩譲って、仮に郡山の子供の甲状腺にがんが生じたとすれば、それは福島の原発事故による放射線とは全く無関係なのを意味する。皮肉な見方をすれば、がんと放射線は無関係だと証明するような記事だ。

　ところが、記者の手にかかると、事故後およそ4年経って生じるはずの甲状腺がんが、1年もたたないうちに現れてしまう。科学の世界ではありえない出来事が、記者の世界では、いとも簡単に起きてしまうのだ。記者がスクープと称して語る事実とは、これほど軽いものなのかと驚いてしまう。

　新聞への信頼性が低下したと言われるが、それでも、今度のような科学的な裏付けの低い症例を記事にすることはまずありえない。新聞記者も、そこまで浅はかではない。

　私の経験から言って、自分の書いた記事に対して、取材相手から即座に反論や抗議が来たり、すぐさま事実の訂正が来る場合、ほぼ100％、自分の記事が不正確だったり、事実確認を怠っている場合だった。つまり、非は自分にあった。今回の記事でも、取材を受けた医師は即座に反論している。状況証拠から言って、少なくとも記事に不正確な部分があったと判断できるのではないか。私にとって重要なのは、取材を受けた人が「がんだ」と言ったか言わないかというより、科学的な議論に値する事実を突きつけたかどうかだ。個人的に言えば、信頼性に足る事実を突きつけたとはとても言えない。

エピソード主義の非科学性

　では、こういう記事を読み解く方法はあるのだろうか。
　恥ずかしながら、私が医師の反論会見を知ったのは3ヶ月以上もたった

あとだ。反論会見がなかったなら、そもそもあの記事の不確かさを知る機会はなかったかもしれない。その医師は匿名なので、もし黙ったままでいたら、真相は闇に消え、情報の真偽を問うことさえできなかった。これは恐ろしいことである。

　記事の手法も問題だ。

　一つか二つの特殊な事例だけを取り上げて、あたかも原発事故による放射線と甲状腺がんが関係あるかのように書かれている手法が要注意なのだ。エピソードを強調する手法は科学的な検証を経ずに書ける。しかも、そこに特ダネ意識がからむと正確さが犠牲になってしまいがちだ。

　いったい記者たちは何の目的でこういう記事を書いているのだろうかと思う。特殊な事例があとになって真実だとわかる場合ももちろんある。しかし、今回は科学的な検証に耐えるだけの正確な事実を提示していくという誠実さが欠けているのではと思う。

　真実を探るのが報道機関の役割だと自認するならば、記事に反論してきた医師の言い分をちゃんと載せ、他の科学者にも参戦してもらって、本当に「がんの疑い」かどうかを半ば公的に議論を誘導していくのが報道機関の役割だろう。

　ここに出てきた子供たちの甲状腺が今後、どうなるのか、細胞診の結果もフォローして記事にする。今後、それができるかどうかが問われるケースだ。

メディアのメディア

　では、この種の記事にだまされないために何が必要なのだろうか。それは「メディアのメディア」だ。どのメディアがどういう間違いを犯したかを第三者機関が常に公表してゆくパトロール活動である。

　今回は反論会見があったからよかったが、たいていの場合、間違いがあっても、そのまま黙認するというケースが普通だ。間違った情報をただす機会がないと、ウソ情報をそのまま信じる"情報被害者"が増えていく。

　2011年12月28日に放映されたNHKの「追跡！ 真相ファイル番組『低線量被ばく揺らぐ国際基準』」も、情報被害者を作った一例だろう。

　この番組の手法も文春の記事とそっくりだ。がんになった個人の体験を見せて、あたかもそれが原発の放射線のせいかのように見せる。科学的な根拠に乏しいエピソード手法の典型だ。

　私もNHKの番組を見た。録画された内容を何度も見たが、見るたびに

粗悪さがあらわになる。NHKのインタビューに応じた海外の学者が英語で答えている内容と、日本語のテロップで流れた内容が違うなど、新聞ならば、絶対に訂正が必要になるケースだが、NHKはいっさい訂正しない。

　この番組に対しては、ICRP(国際放射線防護委員会)委員の丹羽太貫・京都大学名誉教授ら8人は「公平さを欠く報道だ」として、2012年5月1日、「放送倫理・番組向上機構」に提訴した。ICRP委員だけでなく、日本原子力学会シニアネットワーク連絡会の有志も、これとは別に同機構に提訴した。NPO法人「あいんしゅたいん」(京都市)はNHKに質問状まで出した。学者たちの心は義憤に似た気持ちであろう。

　これも、提訴というアクションがあったから、番組の粗悪さが表に出た。みなが黙認していたら、番組の偏った内容は永遠にわからないままで終わっていたはずだ。

　この二つのニュースから言えることは何か。第三者か当事者が間違いやバイアス情報を公にすることがいかに大事かということだ。現在、日本国内にはメディア情報の間違いや問題点を検証する活動はいくつかある。健康・医療ニュースを検証する「メディア・ドクター」、食品情報が科学的な根拠に基づくかどうかを検証する「食品安全情報ネットワーク」、食品に関する情報を多角的に批評するネットメディア「FOOCOM」(フーコム)、各種時事問題にタイミングよく専門家の意見、論文を流す「サイエンス・メディアセンター」、専門家や政府の情報を検証する「メディア情報検証学術研究会」など。それらの活動を総合的にまとめて、「今月の間違いニュースはこれだ」といった情報発信があれば、メディア情報を読み解く力は飛躍的に高まる。それは、記者にとっても大切な情報源になるはずだ。

福島第一原発事故による
放射線のリスクコミュニケーション
～これまでとこれから～

神田玲子
　放射線医学総合研究所放射線防護研究センター

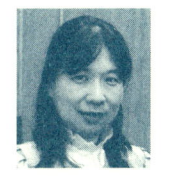

東京大学理学部生物学部動物学教室卒業。東京大学大学院理学系研究科動物学専攻博士課程修了。住友金属工業バイオメディカル事業部研究員を経て、放射線医学総合研究所に入所。現在は放射線防護研究センター上席研究員と同センター運営企画ユニット長を兼務。日本学術会議連携会員。染色体異常を指標とした生物学的線量評価手法の開発や放射線のリスク認知調査などに従事している。

　福島第一原発事故のリスクコミュニケーションでは、(1)当初、緊急事態に行われるクライシスコミュニケーションの性格が強かったこと、(2)福島県と遠隔地両方への細やかな対応が不十分であったこと、(3)既存の法令や線量規準で対応できず新たな線量の目安を設けた際に、合意形成のためのコミュニケーションが不足していたことが原因で、一般の方が国と研究者へ根深い不信を抱くようになった。しかしリスクコミュニケーションに関する最大の問題点は、事故前のリスクコミュニケーション不足、特に緊急防護対策の周知不徹底により、福島第一原発周辺住民が回避できるはずの被ばくをした可能性がある点にある。
　現在、国がアクションプランを立てて、リスクコミュニケーションに対応できる人材育成に取り組んでいるところである。特に医療従事者や教育関係者には、科学的情報をわかりやすく伝える"インタープリタ"として、住民や保護者の相談に対応することが期待されている。こうした人材の増加により、より細やかな対応が可能になる一方で、リスクコミュニケーションの品質管理が難しくなることにも目を向けるべきである。
　平常時における放射線のリスクコミュニケーションが不十分であったため、放射線リスクの理解や受け止め方に大きな個人差が存在しており、中には放射線の量や影響について誤った認知をしている人もいる。そこで、情報の発信者は受け手の放射線に関する知識や認知に十分配慮する必要がある。
　しかしリスクコミュニケーションの課題は、こうした「どう伝えるか」といった問題ばかりではない。低線量放射線の健康影響については科学的に未解決な部分が多く、「何を伝えるか」についても問題を抱えている。今後は、低線量放射線の健康影響解明も含め、リスク情報を充実させることが専門家の責務と考える。

はじめに

　平成23年3月に発生した福島第一原発の事故により、放射線による健康影響については、事故の被災者をはじめ、多くの人が今も不安を抱えている。

　国は、こうした健康への懸念を解消するためさまざまな取り組みを行っているものの、いまだ十分に効果的、効率的な健康不安対策を講じていないとして、新たに「原子力被災者等の健康不安対策に関するアクションプラン」(平成24年5月31日決定　原子力被災者等の健康不安対策調整会議)[1]を策定した。これまで、現場の判断で行われてきた福島第一原発関連のリスクコミュニケーション活動も、ようやく国のかじ取りの下、行われようとしている。

　アクションプランを見る限り、これまでの活動に対し、国は「難しすぎる、一方的な情報発信、人と場が不十分」と総じて厳しい評価をしているようだ。現在の状況を全て"不適切なリスクコミュニケーション"のせいと考えるのはいささか問題があるものの、リスクコミュニケーションが大きな課題を抱えていることも否めない。一方で、事故前の日本人の原子力/放射線観や事故の大きさに鑑みると、むしろこの1年半の間に一般市民の認識が格段に向上して定量的な考え方をするようになった点など、ポジティブに評価すべきところもある。

　リスクコミュニケーションの様態は、事故の進捗や情報の受け手の知識の定着度などによって、少しずつ変化している。そこで、本稿では、時系列的観点から福島第一原発事故に関連するリスクコミュニケーションについて整理をしてみる。

リスクコミュニケーションの機能・分類

　リスクコミュニケーションを機能別に分類すると、平常時や緊急事態収束以後に行われるコンセンサスコミュニケーションやケアコミュニケーションと、緊急事態に行われるクライシスコミュニケーションに大別することができる(図1)。例えばコンセンサスコミュニケーションは「原発建設を受け入れるかどうかの合意形成」に、ケアコミュニケーションは「原発事故の発生確率やその際のばく量などに関する説明」に相当する。こうした平常時のリスクコミュニケーションでは、市民、規制者、事業者および専門家といったさまざまなステークホルダが、互いの理性、合理

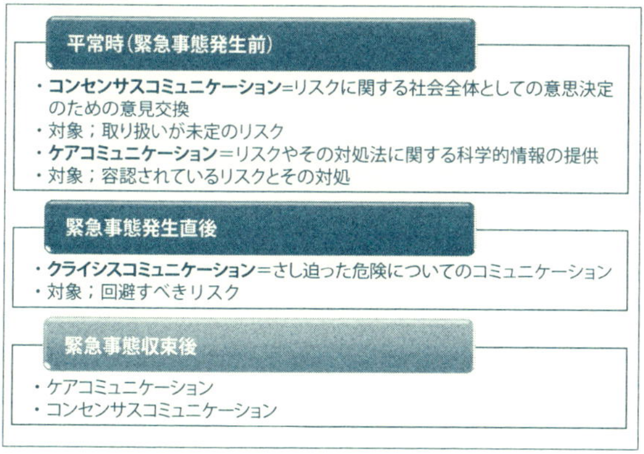

```
平常時（緊急事態発生前）
・コンセンサスコミュニケーション＝リスクに関する社会全体としての意思決定
　のための意見交換
・対象；取り扱いが未定のリスク
・ケアコミュニケーション＝リスクやその対処法に関する科学的情報の提供
・対象；容認されているリスクとその対処

緊急事態発生直後
・クライシスコミュニケーション＝さし迫った危険についてのコミュニケーション
・対象；回避すべきリスク

緊急事態収束後
・ケアコミュニケーション
・コンセンサスコミュニケーション
```

図1　緊急事態事象のリスクコミュニケーション

的な判断力を尊重しあい、双方向のコミュニケーションが行われる。一方、クライシスコミュニケーションでは、社会的混乱の状況下で、個人の冷静な判断力が低下していることを前提とする。状況を鎮静化するため、情報の流れをスムーズにすることに重きがおかれるため双方向性は極めて弱い。

　災害発生後のケアコミュニケーションが難航している最大の原因は、事故前のリスクコミュニケーションの欠如にある。しかもシビアアクシデントはほとんど想定されておらず、緊急防護対策の周知不徹底により、原発周辺住民が回避できたはずの被ばくをした可能性があることは重大な問題である。

　また原子炉からの放射性物質の放出がなかなか止まらず、クライシスコミュニケーションの時期が長引いた点も問題であった。事故直後から、特に遠隔地の市民たちがケアコミュニケーションを求めていたにもかかわらず、「大丈夫です、安全です」「ただちに影響はありません」といった説明が続いたことは、適切な情報を提供しない国と研究者への根深い不信につながった。

　また福島第一原発事故では、既存の法令や線量規準で対応できない事態が相次ぎ、早急に新たな線量の目安が設けられた。こうした場面では本来、コンセンサスコミュニケーションが必要である。しかし、そうした認識や配慮がないまま、校舎・校庭などの利用のための目安が設定された際には（平成23年4月19日、文部科学省）、目安の妥当性が論議を呼び、大きな社会問題になった。食品については、事故直後に暫定基準値を設けたものの（平成23年3月17日、厚生労働省）、その後、食品安全委員会での評価や厚生労働省の審議会での検討、パブリックコメントや全国各地での説明会などを行った上で、平成24年4月より新たな基準値による管理が施行された。

情報の発信者

リスクコミュニケーションには、講演会やサイエンスカフェ、少人数のグループ討論、健康相談などいろいろな形式のものも含まれるが、模式的に表現すると、**図2**のように表される。情報発信者が、科学的情報をわかりやすく伝えるコミュニケーションスキルを持つ場合、"インタープリタ"と呼ばれることがある。また今後はコンセンサスコミュニケーションを目的とした「グループ討論型」が増えると予想されるが、そこでは中立な立場を保ちながら議論の交通整理をする"ファシリテータ"がいると、相互理解や合意形成が進むと言われている。

放射線に関してはこれまでリスクコミュニケーションのための人材育成があまりなされておらず、情報発信者は原子力や放射線を専門とする研究者や病院の放射線科医や診療放射線技師に限られていた。そのため、事故直後はこうした専門家の見解が講演会やインターネットなどで展開され、時には新聞の解説記事や科学雑誌でわかりやすく加工されて発信された。地域性（放射線量や産業など）に配慮した情報発信や個人の懸念に対応する健康相談型のリスクコミュニケーションの重要性は当初から認識されていたものの、少人数の専門家では十分な対応ができず、必然的に地方自治体職員、保健師や小児科医をはじめとする医療従事者、さらには小児への影響が大きな懸念材料であったことから学校関係者が、放射線の健康影響を説明する側に立たされた。

リスクコミュニケーションの情報発信者としての専門家には「自分の正しさを過信」「コミュニケーションが不得手」などの欠点があることから**(図3)**、国が策定したアクションプランでは、医療従事者や学校関係者をインタープリタとして養成し、住民や保護者の相談対応にあてる、専門家は発信すべき情報のとりまとめなどインタープリタの支援に回るという構図が描かれている。こうしたインタープリタの参加により情報提供の機会は増大するが、リスクコミュニケーションの品質管理が難しくなること

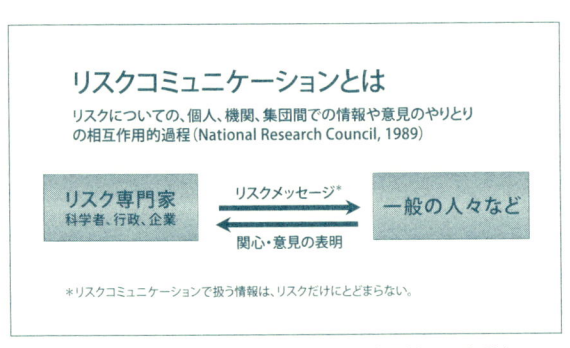

図2　リスクコミュニケーションの模式図（文献2の定義）

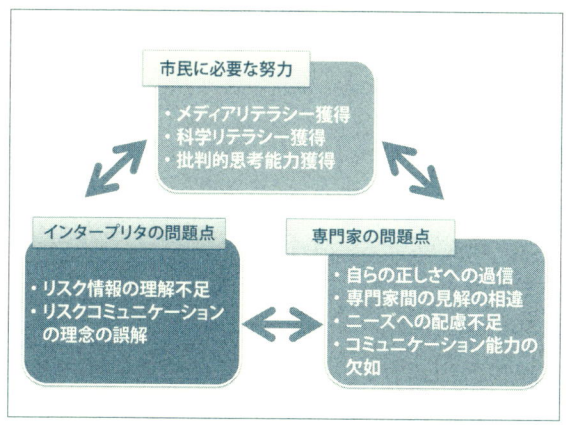

図3　市民、インタープリタ、専門家それぞれの課題

(図中)
- 市民に必要な努力
  ・メディアリテラシー獲得
  ・科学リテラシー獲得
  ・批判的思考能力獲得
- インタープリタの問題点
  ・リスク情報の理解不足
  ・リスクコミュニケーションの理念の誤解
- 専門家の問題点
  ・自らの正しさへの過信
  ・専門家間の見解の相違
  ・ニーズへの配慮不足
  ・コミュニケーション能力の欠如

も事実である。情報発信者の中には、リスク情報の不足分はコミュニケーションテクニックで補ってでも、情報の受け手を安心させることが「良いリスクコミュニケーション」であるかのように誤解しているケースも見受けられる。人材養成では「リスクコミュニケーションとは何か」ということを十分理解するための研修などが必要である。

発信すべき情報

電話相談や講演会で受ける質問の多くは、これまでの行為、これからの行為によるリスクを理解して、今後の行動を判断することを意図としている。よってケアコミュニケーションの目的は、単にリスクを理解し、健康不安を解消することではなく、リスクを伴う行為に関して合理的な判断を助けるためと考えるとよい。

そのためには当然信頼性の高い線量情報の提供が必須である。またこれまでは線量が「自然放射線レベル」「放射線検査レベル」であることを根拠に、あるいは放射線の影響が「疫学調査の検出限界以下」であることを根拠に、何かと「安全」のお墨付きを与えるケースが多かった。しかし安全がどのレベルを指すのかは個人によって異なる。特に事故による放射線のリスクはゼロでなければ安全ではないという考える市民もいる。そこで、情報発信者は、情報の受け手自身が安全かどうかを判断できる情報を提供することにポイントをおくべきである。

また「線量」「放射線の健康影響」の情報に加え、「線量低減方策」に関する情報を伝えることが望ましい。線量がさほど高くないところでは、線量低減の効果は大してないが、それでも線量低減方策を伝えるのには2つの意味がある。まず防護の最適化（＝被ばくは経済的・社会的要因を考慮して、合理的に達成できる限り低くする）は、放射線防護の大原則である。また、リスク認知は「制御可能性」に影響を受けるので、自分でどの程度の線

表1　リスク認知に影響を及ぼす要素（文献3より）

受けいれにくいリスク	受けいれやすいリスク
押しつけられたもの	自発的なもの
他人が制御管理	自分で制御管理可能
利益がない	利益がある
人為的・人工的	自然由来
不公平に及ぶ	公平に及ぶ
破滅的	統計に基づいている
リスク源が信用できない	リスク源が信用できる
経験がない、外来	熟知している
子どもへの影響	大人への影響

量低減が行えるかという情報は、リスクの受容の判断を大きく左右する（**表1**）[3]。ただし伝えるべき線量低減方策は、状況に見合ったものでなければならない。例えば、大気中に放射性セシウムがほとんどない状態で家を閉め切りにしたことにより、自然放射性物質のラドンが屋内にたまり、かえって被ばく量を増加させたケースなどがある。

おわりに代えて～なお残る放射線特有の問題～

　平常時における放射線のリスクコミュニケーションが不十分であったため、放射線リスクの理解や受け止め方に大きな個人差が存在しており、中には放射線の量や影響について誤った認知をしている人もいる。概して自分の認識と異なった情報は受け入れにくいので、情報の発信者は受け手の放射線に関する知識や認知に十分配慮する必要がある。

　こうした配慮はしてもなお、放射線影響を理解するには放射線特有のハードルが存在する（**図4**）。疫学データを持たない多くの化学物質とは異なり、放射線の人体影響評価では、原爆被爆者などの疫学データが重視されてきた。内部被ばくについては原爆被爆者のデータがないこともあって、ここ1年半の間にも、ヒトによる個別の研究結果が大きく取りざたされたケースがある。しかし動物とは異なり、実験のできないヒトでの研究の場合、単独の論文のみで因果関係を証明することは難しく、複数の疫学調査や動物実験、メカニズム研究の結果から総合的に

- **心理**的ハードル
  →事故による放射線リスクの性格によるもの（**表1**）
  　放射線に関する情報不足（特に事故前）によるもの

- **シーベルト**という単位
  →防護特有の単位、算出方法の説明が不十分
  　複数の意味を持つことによる混乱

- **疫学**研究の解釈
  →個別の研究を見ると、結果も信頼性もいろいろ
  　専門家による解釈に差がある

- 科学的知見と**防護上のルール**
  →低線量影響の科学的知見はいまだ不十分
  　防護では「安全サイド」に「割り切る」

図4　放射線影響の理解を妨げるハードル

表2 疫学研究の因果関係を判断する基準（文献4より）

- 関連の強さ：相対リスクが大きいか？
- 関連の一貫性：異なる集団で同様の結果があるか？
- 時間的関係：被ばくが疾患に先立つか？
- 量反応関係：被ばく線量の増加とともにリスクが増加するか？
- 整合性：既存の知識や理論と矛盾しないか？
- 生物学的蓋然性：生物学的な説明ができるか？
- 関連の特異性：放射線被ばくだけで起きるか？
- 実験：実験による裏づけがあるか？
- 類似性：類似の関連が確立されているか？

判断されるべきものである（表2）[4]。

一口に論文と言っても質に大きな差があることや、一つの結論を導き出すまでにさまざまな手法を用いて結果を積み上げるプロセスがあるといったことは、専門家にとっては当たり前のことであるが、これを丁寧に説明することが市民の誤解を解くカギになることもある。

リスクコミュニケーションには健康不安解消に即効性はないものの、この1年半の間に着実に、市民は科学リテラシーを高め、専門家は経験値を高めた。今後は、低線量放射線の健康影響解明も含め、リスク情報を充実させることが専門家の責務と考える。

＜文献＞
1) 原子力被災者等の健康不安対策調整会議：原子力被災者等の健康不安対策に関するアクションプラン. 平成24年5月31日決定
2) National Research Council: Improving Risk Communication. The National Academies Press, Washington, 1989
3) Fischhoff B et al: Acceptable Risk. Cambridge University Press, Massachusetts, 1981
4) Hill AB: The environment and disease: Association or causation? Proceedings of the Royal Society of Medicine 58: 295-300, 1965

飯舘村のこれまでと
"までいな"復興計画

菅野典雄
福島県飯舘村村長

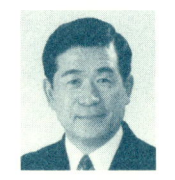

1946年福島県生まれ。1971年8月、第1回福島県農業経営者、海外派遣研修（アメリカ）。1973年4月より飯舘村酪農青年同志会初代会長（1977年4月まで）。1989年2月より1996年2月まで、飯舘村公民館長（嘱託）を務める。1996年10月飯舘村長に就任し、現在4期目。著書に「美しい村に放射能が降った」（ワニブックスPLUS新書）など。

　2011年3月11日に発生した東北地方太平洋沖地震により、飯舘村は計画的避難区域に指定され、全村避難を強いられた。福島第一原発から離れた飯舘村では、ゴーストタウンとならないように、生活の変化によるリスクと放射線によるリスクのバランスを考えるといった、様々な視点からの対応を考えてきた。放射線リスクは黒か白かだけで判断できるものではないので、グレーゾーンまでをも見つめた復興計画が必要となる。しかし地震、津波、原発事故といった未曾有の問題に直面している現在、だれもベストな答えを出すことはできないため、ベターな答えが必要となってくる。災害時の住民避難においてベターな対応をするために、リスクコミュニケーションが必要になってくるということを、全村避難を経験している三宅島や山古志村から学んだ。さらに全村避難をすると帰村率が65～70％であるということを知り、村に戻らない人も含めて村民一人一人の復興に向き合わなければならないと考えた。しかし放射線被害は人々の心を分断してしまうという問題がある。村民の心のケアのためにも、避難基準の年間被ばく線量に幅を持たせたり、低線量被ばくについて広く知ってもらうことが必要である。飯舘村では復興のために2年、5年、10年といった区切りを設けて、復興への目標を持つことで村民に希望を持ってもらうと同時に、国への強いメッセージとしている。新たに設定された3つの避難区域は理にかなったものではないが、復興へむけて活用していくしかない。村民の健康に関してはホールボディカウンターを購入し、提携する病院で内部被ばく線量の検査を村独自に行えるようにした。飯舘村復興へ向けて、今後も物事を幅広く柔軟に考え、よりベターな答えを求めていきたい。

はじめに～震災から避難指示まで

　2011年3月11日、午後2時46分に東北地方太平洋沖地震が発生した。地震直後の飯舘村は道路がひび割れるなどの被害で済んだが、地震の規模

が大きかったため、直ちに災害対策本部を設置した。停電や情報の不足はあったが役場には発電機があったので、テレビからも情報を得ることができ、3月12日の福島第一原発の水素爆発の様子も知ることができていた。この時点では原発から40〜50キロ離れた飯舘村と原発事故が関係するとは思えず、飯舘村の地震災害対策を必死に進めていた。しかし、3月15日午後6時に飯舘村いちばん館前で44.7マイクロシーベルトという放射線量を記録し、水や土壌の汚染といった問題に見まわれた。この放射線量の高さを鑑み、3月19日に福島県を通じて栃木県鹿沼市避難所へ村民や

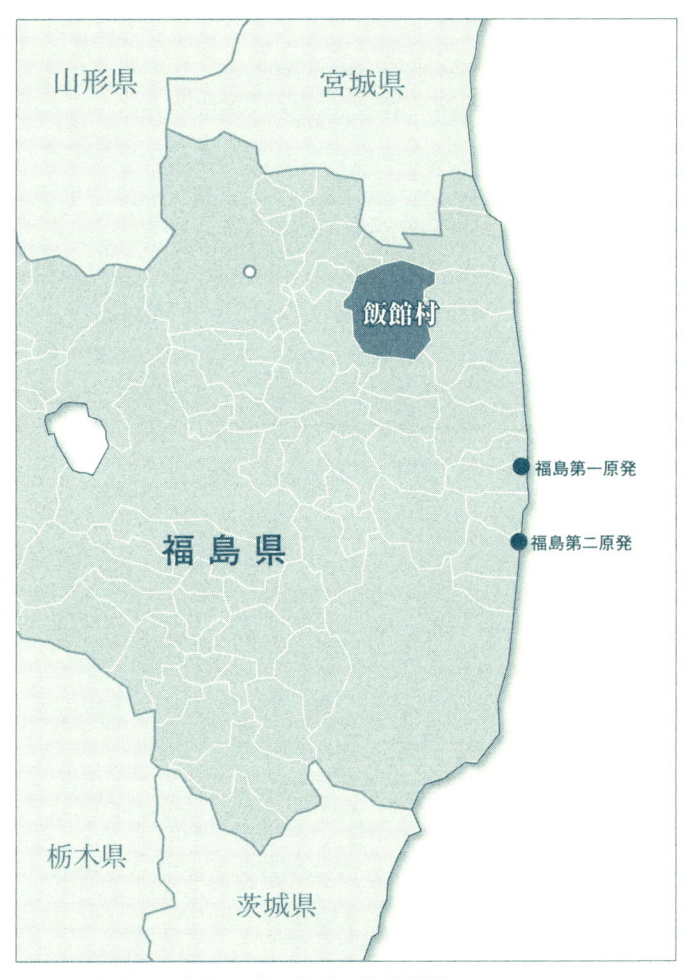

図1　飯舘村と福島第一・第二原発の位置関係

避難民併せて約500人の避難を行った。3月21日には村水道水から高濃度の放射性物質が検出され、水道水の摂取制限が出されたことによりかなり大きな騒ぎとなった。その中でも当初、政府は原発から10〜30キロを避難区域としていたため、飯舘村は避難区域からは外れており、その点では対応が遅れてしまった。しかし、4月11日に政府は計画的避難区域設定の方針を発表し、4月22日に飯舘村全域を計画的避難区域に指定した。そのため全村避難に取り掛かることになった。原発事故の初期の段階で慌てて避難せざるを得なかった自治体は、入院中の患者や老人ホームに入居しているお年寄りまで、全てを他所に移動させていた。その避難したお年寄りの一人が私の義理の母であり、かなりの高齢にもかかわらず施設の都合から栃木県内の2ヶ所を転々とし、結局亡くなった。当時は「子どもとお年寄りをまずは避難させるべき」という世論があったが、私は義理の母の例もあり、「お年寄りもとにかく避難」という意見はおかしいということを身をもって知っていた。私は高齢者に関しては、慣れない避難所で暮らすよりも、老人ホームに留まった方がいいのではないかと考えたのである。実際に、高齢者は小児よりも放射線感受性が低く、発がんのリスクが少ないこと、鉄筋コンクリートの施設内の放射線量は、どこも毎時1マイクロシーベルト以下で入居者の被ばく線量は少ないこと、免疫細胞が見逃したがんが1センチ程の大きさになるのに20年はかかることなどを考えると、高齢者まですぐに避難させる必要はないであろうと考えた。

飯舘村の結束を壊さないために

　全村避難ということになると、飯舘村がゴーストタウンとなってしまうが、村民と村のことを考えると、それは避けたかった。そこで、村民を守るための対応と村を生かすための対応の両立を考えた。年間被ばく線量が20ミリシーベルトを超える場所は避難の対象となっていたので、その20ミリシーベルトという数字を逆手に取り、線量の低い室内で業務を行う企業は避難先からの通勤が可能なのではないかと政府に提案した。その結果、5月17日に政府が村内9事業所の事業継続承認を発表するに至り、特別養護老人ホームなどの事業継続が認められた。これにより、避難のストレスから高齢者を守ることができ、さらに避難中に事業を継続したことにより上場を果たした企業もあった。
　このように、放射線のリスクと生活の変化のリスクとのバランスをどう取っていくかが重要であると私は考えている。もちろんその比率、放射線

の健康に対するリスクの方がかなり大きいが、その一面だけを見て物事を判断していいのだろうか。約6,000人の村民の声を聞き、子供達をどうするか、仕事をどうするか、約3,000頭の牛をどうするか、といった村民の生活も含めて、総合的に考えた上で、少しでも早く避難をしてもらうことが大切である。現在、村民の9割が飯舘村から1時間程の距離に避難しているが、それによって仕事を辞めないですむ方や転校をしないですむ子ども達がいることは事実である。これまでは、白か黒かといった一辺倒な発想で、「放射線は危ないから逃げろ」という意見が支配的だったが、果たしてそれで良いのだろうか。もちろん、原発にほど近い場所で同様のことは言えないが、少なくとも、原発から離れている飯舘村では様々な視点から物事を考え、グレーゾーンまで見つめるといった多様性のもとに冷静な対応をするべきであると思っている。

"いいたて までいな復興計画"

「白か黒か」だけではなく、グレーゾーンも見つめることのできる多様性がこれから必要になることは先にも述べたが、放射線というものはそのグレーゾーンの最たるものである。私にとっては年間被ばく線量が100ミリシーベルトでも大丈夫かもしれないが、子供たちにとっては1ミリシーベルトでも少ない方がよい、といった具合なので、絶対的な基準を作ることは難しい。しかし、そこに100％の答えを求めるのが今の日本の国民性であり、結果的に自分の首を絞めることになっている。さらに今は、地震、津波、原発事故という、非常に大きな問題全てに、同時に対応しなければならず、国も県も村も、100点の答えを出すことはできない。だからこそ、よりベターな答えに向かって一生懸命課せられた課題に対応していくことが必要であり、復興計画もそうあるべきであると考えた。

そこで我々は放射線、特に低線量被ばくについてベターな対応をするために、リスクコミュニケーションが大切であると考えた。このリスクコミュニケーションについては、三宅島と山古志村から学ばせてもらった。全村避難を経験しているこの2つの自治体の長を招いての勉強会からは、復興へ向けての様々なヒントが得られた。三宅島での有毒ガスへの対応からは、「正しく怖がる」ことの必要性を学ばせてもらった。放射能を正しく怖がることのできる知識を得ることが必要であり、そのためにリスクコミュニケーションの充実が益々重要であることがわかった。しかしリスクコミュニケーションについてはまだまだ進めていかなければならず、村民

の理解も完全に得られているとは言い難いため、様々な方法を模索している。医師や専門家、経験者の方々を招いての講演会といった従来の方法だけでなく、かわら版などでわかりやすく放射能について村民に理解してもらえないかとも考えており、現在計画中である。

　三宅島、山古志村両自治体からは、全村避難をすると帰村率が65～70％になるということもお教え頂いた。飯舘村においては放射線が問題となっているので、帰村率はさらに下がるのではないかと考えている。そのような状況下で復興計画を進めるには、村に戻った人だけでなく、戻らない人も村民であり、一人一人の復興に向き合うという姿勢が何よりも重要である。

復興への課題

　飯舘村復興への課題として最も問題となるのは、やはり放射能を相手にしなければならないということである。他の災害であれば人々の心は結束し、問題解決に向けて一致団結して向かっていけるが、放射線はその逆で、人々の心を分断してしまう。家庭の中でも意見が分かれ、実際に離婚が増加したとも言われている。さらに福島に残った人、出て行った人、戻ってきた人それぞれの心に葛藤を生む。そのような状況で放射線について勉強しなければならないのは、大変つらいものがある。そこにどう向き合うかが復興への課題である。この課題を解決するために、避難基準の年間被ばく線量について、どの程度なら安全なのか、どれくらいから注意した方がよいのか、どこからが危険なのか、低線量被ばくについて広く一般に知ってもらうことも大切である。なぜならば、結果的にその判断は一人一人にゆだねざるをえないということだから。

　そして課題を解決し、復興を成し遂げるために、飯舘村では2年、5年、10年といった年数で区切りを設けている。その理由としては、目標を持って復興を達成するため、村民に希望を持ってもらうため、私自身の努力目標といったものが挙げられる。それと同時に、国に任せっきりにせず、村民それぞれの立場を尊重してより良いふるさと作りを行っていくという国への強いメッセージでもある。

新たな課題〜3つの避難区域、内部被ばく検査

　2012年7月17日に、飯舘村は新たに避難指示解除準備区域、居住制限

区域、帰還困難区域の3つの避難指示区域に再編された。除染が進んでいないにもかかわらず新たに区分けされ、村内に突如バリケードが立てられるというのは、理屈に合わず、村民の心が再び分断される可能性も高い。しかし、これも国が復興を進めようとして行ったことに変わりはないので、なんとか活用するのが得策であると考えている。

　また、飯舘村は計画的避難区域だったため、避難までにある程度の期間があり、村民の健康ついての配慮も必要である。そのため飯舘村ではホールボディカウンターを購入し、提携病院で独自の内部被ばく線量の検査を行っている。この検査は2012年8月1日からスタートし、村民が検査を受けている。

最後に

　飯舘村は福島第一原発事故に振り回されてきた。メディアにも散々踊らされ、私自身にも「殺人者」といった厳しい言葉が投げかけられることもあった。しかし、悲嘆にくれていたり、愚痴をいったりしているだけでは何も解決しない。飯舘村復興のために、幅広く柔軟に物事を考え、ベストができないなら、ベターな解決策を冷静に模索していくという姿勢で進んでいく必要がある。災害に負けず、までい（真手）という言葉が表すように、丁寧に、手間暇をかけて心を込めて飯舘村の復興をなしとげ、より良いふるさと作りを前を向いて進めていきたい。

震災がれき受け入れ表明と
"鎮守の森"構想

樋渡啓祐
佐賀県武雄市長

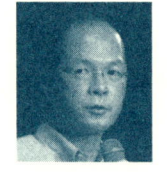

1969年武雄市朝日町生まれ。1993年東京大学経済学部卒業。同年、総務庁(現総務省)入庁。沖縄、大阪・高槻市などでの勤務を経て、2005年に総務省を退職。2006年4月、佐賀県武雄市長に当時最年少市長として当選、現在二期目。レモングラス、いのしし肉等の特産品化に取り組み、ソーシャル・ネットワーキング・サービス「Twitter」、「facebook」を活用した情報発信などを行っている。来年4月には、武雄市図書館を指定管理者制度により「TSUTAYA」を運営するカルチュア・コンビニエンス・クラブ株式会社に運営委託する。著書に、『「力強い」地方づくりのための、あえて「力弱い」戦略論』(ベネッセコーポレーション、2008年)、『首長パンチ』(講談社、2010年12月)。2012年、朝日新聞出版「AERA」1月2-9日合併増大号で「日本を立て直す100人」に選ばれる。同年、日経BP社「日経ビジネス」10月29日号で「次代を創る100人」に選ばれる。

　2011年3月11日に東日本大震災が発生し、佐賀県内で武雄市が被災者受け入れをいち早く表明したことから、佐賀県知事特使として3月22日に福島県を訪れた。5月には宮城県でボランティアを行い、山のように積まれたがれきを目の当たりにし、また被災地の市民から「がれきを何とかしてほしい」との声を聞いたことから、オールジャパンでこの局面に対応するべきだと考え、2011年11月に武雄市での震災がれき受け入れを表明した。しかしながら、がれき受け入れを認めないとする人々による反発が相次ぎ、一旦受け入れの先送りをし、その後再提案を行った。最終的に、2012年8月に出された国の「東日本大震災に係る災害廃棄物の処理工程表」を受け、佐賀県知事が佐賀県での具体的な受け入れ手続きを進めないと発表したことから、がれき受け入れについては旗を下ろすこととした。がれき対策だけではなく、震災対策、そして東日本大震災を風化させない"見える化"を目的として、がれきを埋めた土地に植林する"鎮守の森"を作っていけば良いのではないだろうか。また、原発に代わる再生可能エネルギーを産業化することが、今後の日本には必要であると考える。

東日本大震災への対応

　2011年3月11日の東日本大震災発生を受け、武雄市役所では同日より人的、物的応援の態勢を整え始めた。3月16日には被災者1,000人を受け入れる「武雄市タウンステイ構想」を、3月18日には受け入れ人数を2,000人に拡大した「第2次武雄市タウンステイ構想」を発表した。支援の内容は

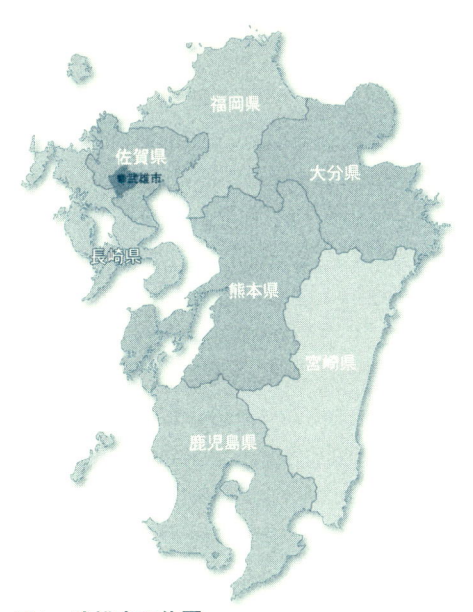

図1　武雄市の位置

ホームステイ受け入れ、公共施設・住宅の提供、旅館・ホテル・その他民間施設での受け入れ、学校への児童生徒の受け入れ、移動費用の助成、であった。3月22日には、古川　康佐賀県知事の親書を携え、佐賀県知事特使として、孫　正義氏(ソフトバンク社長)とともに佐藤雄平福島県知事を訪問し、佐賀県で30,000人、うち武雄市で2,000人の被災者の方を受け入れる旨を伝えた。3月31日には長期の支援策として「第3次タウンステイ構想」を発表した。この構想では、地域・集落・コミュニティを一体で受け入れ、応急仮設住宅の建設(100戸程度)、生

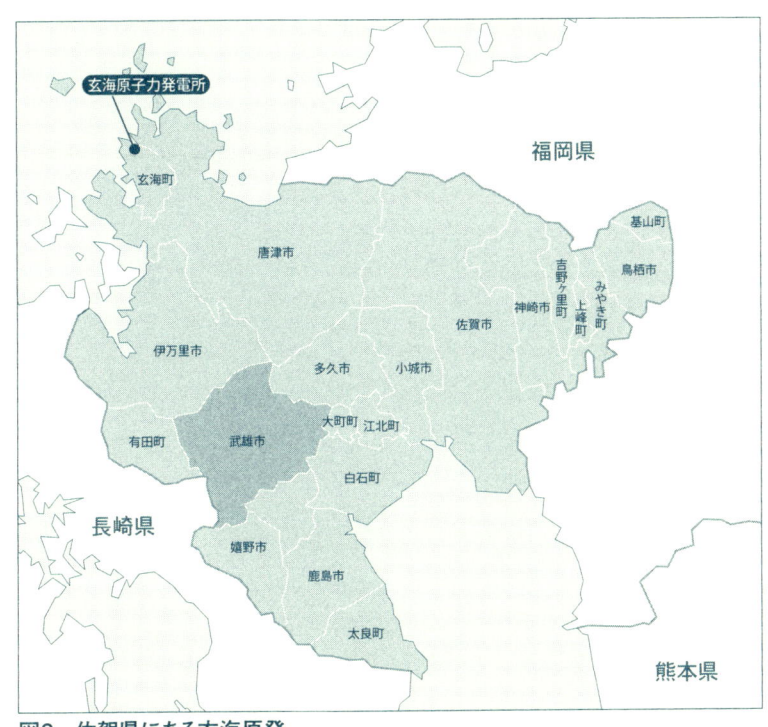

図2　佐賀県にある玄海原発

活支援助成金の給付（30万円程度）、といったことを打ち出した。長期的な受け入れ計画では短期的な受け入れとは別の考え方が必要になるため、この構想を数字と具体的な場所を書き込んで提示したものである。

また、5月には武雄市議会議員、武雄市職員とともに「チーム武雄」として宮城県仙台市若林区を訪れボランティア活動に従事した。臭気が立ちこめ、電気、水、ガスも不通の惨状極まる被災地での活動を通し、命の大切さ、儚さ、無情さを痛感した。私は市民の命を守ることを最優先に、市政を展開していくことを改めて決意した。

がれき受け入れの提案

被災地でのボランティア活動を通して痛烈に感じたことは、うずたかく積み上がったがれきの山を何とかできないのか、ということであった。陸前高田市を訪れた「チーム武雄」のメンバーからも同様の声が聞かれた。がれきの山は被災地の復旧・復興の大きな妨げになると思い続けていた。被災をしていない自治体、市民は何ができるのか。それは被災地の苦しみ、痛み、悲しみを分かち合い、寄り添うことだと考え、震災がれき受け入れを提案した。

受け入れ提案にあたっては、震災がれきに放射性物質が含まれるのか、危険性はないのかといったことを調査した。実際に放射性物質を管理している企業等に、受け入れの基準を確認し、国の基準よりも厳しい独自の基準を設けようと考えた。その基準をもとに、東京都が行ったように、がれきの搬出、搬入の際に厳しいチェックを行うことを想定。こうすることで、厳しい基準以下の「放射線を含まない」廃棄物として、震災がれきは一般の廃棄物と何ら変わらないと考えた。また、武雄市市政アドバイザーを務めていただいている中川恵一氏（東京大学医学部附属病院）にも震災がれきの放射線量について質問をし、まったく問題のないレベルであることを確認した。しかし、膨大な震災がれきは武雄市だけで受け入れられるものではない。武雄市で可能なのは1日20トンの不燃物のみであった。しかしながら、被災された方々の受け入れ表明と同様に、がれきの受け入れも全国の被災していない自治体に広がることを強く期待し、受け入れ提案を行ったものである。

がれきの受け入れ提案に関する批判や脅迫

2011年11月28日に、がれき受け入れ提案が報道されると、翌日には

市役所と杵藤広域圏事務局に400件、最終的には1,000件を超える意見・批判が寄せられ、そのうち9割以上は、市外の方からで、多くが批判であった。2日間は集中的に意見・批判が寄せられ、市役所の通常業務に支障が出るほどであった。

　こうした電話やメールの中には、大変悪質な、具体的な脅迫も含まれていた。がれきを受け入れるならば武雄市、佐賀県、九州の品物は買わないと不買運動を訴えるものや、放射線被害の苦しみを市役所職員にも味わわせる、といったものがあった。また、市民が楽しみにしている武雄市のイベントをことごとく妨害するといった脅迫があった。

　市民や市の職員に危害を及ぼすような脅しは、看過するわけにはいかない。震災がれきに高い線量の放射性物質が含まれているというのは、根拠のない風評被害であることは間違いなく、厳しい基準を設けて放射性物質を含まないがれきを受け入れたい、困っている被災地の皆様に手を差し伸べたいという私の考えに変わりはなかった。しかしながら、脅迫されたような事件や事故が仮に起これば、被害を受けた市民の皆様はもちろん、東北の復興のために尽力する方々を傷つける結果になってしまうという考えに至った。そこで、12月6日に予定していたがれき受け入れに関する提案は行わず、先送りにすることとした。

　その後、3月7日に県議会で古川佐賀県知事が「広域処理の法制化について国に働きかける」という答弁をされ、武雄市議会では3月14日に、震災がれき受け入れを決議した。これは、国に対して広域処理の法律を作らせること、残留放射線物質除去の確約をさせることを条件とした。

　しかし8月7日、「東日本大震災に係る災害廃棄物の処理工程表」が発表され、岩手県、宮城県の震災がれきについて、そのほとんどは両県内や近県、既に受入れ実績のある自治体によって処理する旨の方針が出された。これを受け、古川佐賀県知事は、震災がれきの受け入れの具体的な手続きを進めることはしないとの意向を示した。このため、武雄市は震災がれきの受け入れを積極的に行う状況にはなくなったと判断し、受け入れの旗を下ろすこととした。

"鎮守の森"構想～東日本大震災を風化させないために

　被災地支援の活動をしている中で、熱心に被災地でボランティア活動をする女優の真野響子氏から、植物生態学者の宮脇　昭氏（横浜国立大学名誉教授）が東北地方の海岸線に「森の防波堤」を築くことを提案していると

いう話題を聞いた。これは被災地で生じた木材やコンクリートといったがれきと土を混ぜマウンドを築き、そこにその土地の本来の樹種である潜在自然植生の木を植林するというもので、防災・環境保全林が海岸に沿って生まれるという。がれきを混ぜることで、根が深く地中に入る常緑広葉樹は、しっかりと根を張ることができ、この森は巨大な津波が襲来した際の防潮堤となるという。また、その森を見たときに、自然と人々が手を合わせられる場にもできる。

　震災を風化させてはいけない。東日本大震災も1年半以上が過ぎ、現在全国への報道も減っている。阪神・淡路大震災でもそうであったが、1年後の次に震災に注目が集まるのは10年後だろう。震災を忘れないために重要なことは"見える化"することである。そこで震災がれきと土を混ぜた上に"鎮守の森"を作り、どこの震災がれきでできているかが分かれば、自然と人々が手を合わせられる。被災地まで出向けない人でも、森を見ることで震災について身近に感じることができる。

　私はこれが震災がれき対策と今後の震災対策に有効であると考えるとともに、それだけでは広まらないとも感じた。そういう場を作ることが、政治家の役割ではないかと考える。がれき受け入れをする自治体がそうした"鎮守の森"を作り、そこに国が何らかの財政的な補填をしていけば良いと考えている。

　もちろん、実現には地元住民の合意が不可欠である。私は、この"鎮守の森"は大きなものではなくて、林のようなものでも構わないと考える。がれきもしっかり洗浄して放射線量を測定し問題がないことを示し、小規模な"鎮守の森"を全国に作っていく、ということであれば、住民の合意も得やすいものと考える。

今後のエネルギー対策について

　私は「脱原発」を訴えているが、決して「反原発」というスタンスではない。原発をなくしていくためには、代替エネルギー政策を進め、原発に代わる具体的な選択肢を提示する必要があると考える。日本人は英知を結集し、今後10年で再生可能エネルギーの普及を実現するべきである。またこのエネルギーを産業化することで、雇用を生むなどの波及効果も狙わなくてはならない。オイルショックが起こり、そこから脱石油を旗印に、省エネ、原子力が出てきたように、今度は脱原発を掲げて、再生可能エネルギーの裾野を広げていくことが我々の役割ではないだろうか。

全身照射後の二次発がん

大森万美、山下英臣、中川恵一
東京大学医学部附属病院放射線科

2009年3月　長崎大学医学部医学科卒業
2009年4月　がん研有明病院研修医
2010年4月　東京大学病院研修医
2011年4月　東邦大学医療センター大森病院 レジデント
2012年4月　東京大学大学院医学系研究科生体物理医学専攻　大学院生

　強力な化学療法と全身照射（TBI）が前処置として用いられる骨髄移植症例については、長期生存患者における晩期障害が問題となることがある。晩期障害の中でもTBIの関連性が指摘されているものの1つに二次発がんがある。
　今回の解析では、我々の施設におけるTBI後5年、10年の二次発がんの累積発生率はそれぞれ2.46%、6.98%という結果が得られた。

はじめに

　近年、放射線治療の分野においても治療技術などの向上により治療後の長期生存症例が増えてきている。そうした中で長期生存者に発生する晩期障害に対する関心が以前にも増して高まりつつある。放射線治療の晩期障害として懸念されるものの1つとして二次発がんの問題があり、これまでにも広く研究され多くの報告がなされてきた。
　血液疾患の治療においても様々な場面で放射線が用いられる機会があるが、その1つに骨髄移植前処置として施行される全身照射（TBI）がある。骨髄移植後患者における治療後発がん率の上昇は以前から懸念されており、骨髄移植に伴い施行される様々な治療や免疫刺激がそのリスクファクターと考えられている[1, 8, 12〜15]。その中でもTBIは二次発がんの重要なリスクファクターである可能性が今までにも報告されてきた。

今回、我々の施設における15歳以上の骨髄移植患者の移植後発がんについて報告する。

患者背景・方法

1995年6月から2010年2月に当院にてTBIを施行した318人を観察対象とした。ほとんどの患者は当院の血液内科にて治療後経過観察をされており、TBI後1年以上生存した患者は209人であった。一部の患者の追跡調査結果については、電話にて本人または家族から得た情報に基づくものとした。二次発がんの発生率についてはKaplan-Meier methodを用いて解析した。

結果

TBIを施行した全患者318人について解析を行ったところ、移植時の患者年齢の中央値は40歳(15～72歳)、追跡期間の中央値は2.6年(0～16.4年)であった。男性は203人、女性が115人であり、原疾患別にみると急性骨髄性白血病が106人、急性リンパ性白血病が83人、リンパ系悪性腫瘍が36人、骨髄異形成症候群が32人、慢性骨髄性白血病が39人、造血障害が6人、その他の疾患が16人であった。大部分の患者は同種間骨髄移植が施行された症例であり、その他の一部の患者は臍帯血移植が施行されていた。

前処置としては多くの患者でTBIとシクロフォスファミド(CY)が併用された。TBIの線量は2～12Gy(中央値12Gy)であり、全症例で2Gy/frの分割照射が施行された。当院ではmoving table法にてTBIを行っており、線量率は150MU/min以下とした(図1)。肺ブロックを用いることで肺線量は最大10Gyまでとした。移植片対宿主病(GVHD)に対する免疫抑制療法として多くの患者でシクロスポリン(CyA)とメソトレキセートが使用され、一部の患者でCyAの代わりにタクロリムス(FK506)が用いられた。

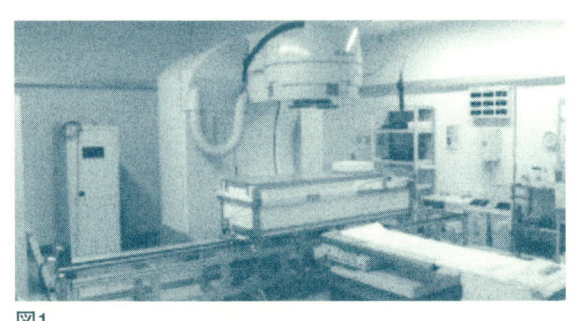

図1

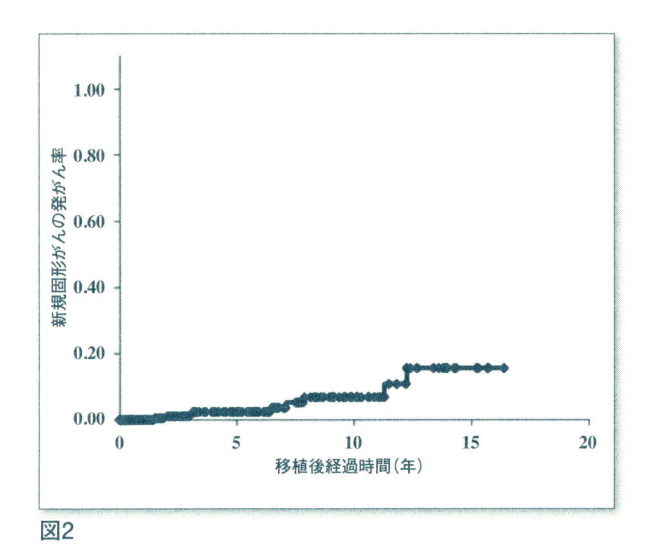

骨髄移植後に新たな固形がんが発見されたのは10人であり、全部で11の二次発がんが診断され食道がんと胃がんの重複がんが認められた患者が1人存在した。移植から新たな発がんの診断までの期間中央値は6.8年であり、累積発生率は5年、10年ではそれぞれ2.46%（＋／－1.22）、6.98%（＋／－2.82）であった(図2)。

図2

発生した固形がんはそれぞれ、甲状腺乳頭がんが1人(TBI後7.8年)、顎下腺がんが1人(TBI後3年)、食道がんが2人(TBI後7.1年と12.2年)、口腔粘膜がんが1人(TBI後15.2年)、胃がんが2人(TBI後1.9年と7.1年)、尿管がんが1人(TBI後6.4年)、卵巣漿液性境界悪性腫瘍が1人(TBI後11.3年)、性腺外胚細胞腫瘍が1人(TBI後3年)、原発不明がん頸部リンパ節転移が1人(TBI後3年)であった。

最終追跡日まで生存が確認されたのは10人のうち6人で、他の4人は死亡が確認されている。胃がんを発症した患者の1人は原病再発により移植後2.8年で死亡した。3人は二次発がんに起因する理由で死亡した。**表1**に治療後固形がんを診断された患者詳細を記載する。

表1

新たな固形腫瘍	性別	TBI時年齢	発がんまでの期間（年）	移植方法	原疾患	TBI dose (Gy)	CYの使用	生死	死因
口蓋粘膜がん	女	17	15.2	alloBMT	リンパ系悪性腫瘍	12	有	生存	
食道がん	女	39	12.2	alloBMT	ALL	12	有	生存	
卵巣漿液性境界悪性腫瘍	女	43	11.3	alloBMT	ALL	12	有	生存	
甲状腺乳頭がん	女	27	7.8	alloPBSCT	リンパ系悪性腫瘍	12	有	生存	
食道がん・胃がん	男	52	7.1	alloBMT	MDS	12	有	死亡	誤嚥性肺炎
原発不明がん頸部LN転移(adeno like)	男	55	3.0	alloBMT	AML	12	有	死亡	原発不明がんによるがん死
胃がん	女	17	1.9	alloBMT	AML	12	有	死亡	肺炎
尿管がん	男	54	6.4	alloBMT	MDS	12	有	生存	
性腺外胚細胞腫瘍	男	48	3.0	alloBMT	ALL	12	有	死亡	肺炎(二次発がん関連)
顎下腺がん	女	29	1.4	alloBMT	リンパ系悪性腫瘍	12	有	生存	

alloBMT：同種骨髄移植、ALL：急性リンパ性白血病、MDS：骨髄異形成症候群、AML：急性骨髄性白血病、alloPBSCT：同種末梢血幹細胞移植

考察

　今回の当院での解析からはTBIを用いた骨髄移植後患者における5年、10年後の新規固形がんの累積発生率はそれぞれ2.46%、6.98%という結果が得られた。これは過去、他施設から報告された二次発がん率と同等である。過去の大規模なstudyとしてはCIBMTRとFred Hutchinson Cancer Research Center(FHCRC)が共同で施行した19,229人の移植患者についての報告があるが、同studyにおける5年、10年、15年二次発がん(固形がん)率は0.7%、2.2%、6.7%という結果であった。これは一般の発がん率0.3%、0.6%、0.8%と比較すると高かったことが示されている[6]。同じような報告は他からもされており、Late Effects Working Party in the European Cooperative Group for Blood and Marrow Transplantationは移植後5年以上生存した1,036患者についての解析結果を報告している。10年、15年二次発がん率はそれぞれ3.5%、12.8%であり[3]、年齢層別のコントロール群と比較すると3.8倍($p < 0.001$)にもなるという結果であった。ミネソタ大学が報告した3,372人のstudyでも、5年で137人(4%)の患者に147の二次発がんがみられており、これは一般の人の4.3倍のリスクだとしており、13年後の二次発がん率は9.9%という結果であった[4]。

　二次発がんは移植後3〜5年の期間を経て出現し、その後の発生率は上昇し続けると考えられ、前述のように多くの二次発がんのリスクファクターが報告されてきた。我々の施設では10人の患者に11の固形がんの発生が認められる結果となった。City of Hope National Medical Centerは骨髄移植後の2,129人について報告しているが、その中で10年後の固形がん発生率は6.1%であり、それが一般の人の2倍のリスクであるとしている[5]。

　骨髄移植後の二次発がんのリスクファクターの1つと指摘されるのがTBIである。照射を用いた骨髄移植前処置のレジメンが二次発がんに与える影響についての検討、考察は以前から報告されている[5〜7]が、一方でTBIの二次発がんへの影響が明らかにされなかった報告もある[3,4]。小児のneuroblastomaに対してTBIを含む治療が施行された患者32人と、TBI抜きの治療が施行された患者30人を比較すると、TBI施行群で二次発がん8人非施行群で1人であったという報告もある[9]。他にもTBIでも特に高線量が照射された場合により二次発がんのリスクが高くなるという報告や[2,7]、慢性GVHDの存在が粘膜や皮膚の扁平上皮がんの発生に特に関連がありそうだという解析結果が示されているものもある[6,7]。

二次発がんとして認められるがんの組織型や部位は様々であるが、特に口腔内、肝、脳・中枢神経系、甲状腺、骨軟部組織、唾液腺の悪性腫瘍、悪性黒色腫についてはリスクが上昇したと多くの著者が報告している[2〜7]。一般に発がん頻度の高いがんについてはその発生頻度にTBIによる影響は少ないとされているが、3,337人の骨髄移植後の女性患者について乳がんの発がん率を検討した報告では、TBI群では25年で17%の発がん率である一方で非TBI群では3%であったとしている[11]。

　今回の当院での結果では骨髄移植後の新規発がんとして10例を挙げているが、その中で胃がんと顎下腺がんの2症例については移植後3年以内の診断であり、骨髄移植に関連した二次発がんとは言い難い期間での発がんといえるかもしれない。また、今回は他施設でのコホート研究などで指摘されているような脳腫瘍や皮膚がんは1例も認められなかった。これについては今回の対象患者年齢が15歳以上であったことや対象症例数が少ないこと、観察期間が短かったことも関連している可能性がある。

　最初にも述べたように、二次発がんのリスクファクターとして放射線照射の他にGVHDや大量化学療法、CYの使用などの様々な因子が挙げられてきた。今回の対象患者についても全患者に対してTBIを含むレジメンが施行されているためTBIが二次発がんに与える影響は評価が難しい。しかしながら、過去の報告同様にTBIを含む骨髄移植治療により二次発がんのリスクは上昇することが当院の解析でも示されており、放射線治療が二次発がんに与える影響については無視できないものであるだろう。

＜文献＞

1) Schneider RA et al: 20 years of experience in static intensity-modulated total-body irradiation and lung toxicity. Results in 257consecutive patients.Strahlenther Onkol 183(10): 545-551, 2007
2) Metayer C et al: Myelodysplastic syndrome and acute myeloid leukemia after autotransplantation for lymphoma: a multicenter case-control study. Blood 101(5): 2015-2023, 2007
3) Kolb HJ et al: Malignant neoplasms in long-term survivors of bone marrow transplantation. Late Effects Working Party of the European Cooperative Group for Blood and Marrow Transplantation and the European Late Effect Project Group. Ann Intern Med 131(10): 738-744, 1999
4) Baker KS et al: New malignancies after blood or marrow stem-cell transplantation in children and adults: incidence and risk factors. J Clin Oncol 21(7): 1352-1358, 2003
5) Bhatia S et al: Solid cancers after bone marrow transplantation. J Clin Oncol 19(2): 464-471, 2001
6) Curtis RE et al: Solid cancers after bone marrow transplantation. N Engl J Med 336(13): 897-904, 1997
7) Socie G et al: New malignant diseases after allogeneic marrow transplantation for childhood acute leukemia. J Clin Oncol 18(2): 348-357, 2000
8) Bhatia S et al: Malignant neoplasms following bone marrow transplantation. Blood 87(9): 3633-3639, 1996
9) Flandin I et al: Impact of TBI on late effects in children treated by megatherapy for Stage IV neuroblastoma. A study of the French Society of Pediatric oncology. Int J Radiat Oncol Biol Phys 64(5): 1424-1431, 2006
10) Metayer C et al: Myelodysplastic syndrome and acute myeloid leukemia after autotransplantation for lymphoma: a multicenter case-control study. Blood 101(5): 2015-2023, 2003
11) Majhail NS: Old and new cancers after hematopoietic-cell transplantation.Hematology Am Soc Hematol Educ Program: 142-149, 2008
12) Witherspoon RP et al: Secondary cancers after bone marrow transplantation for leukemia or aplastic anemia. N Engl J Med 321(12): 784-789, 1989
13) Deeg HJ et al: Risk factors for the development of secondary malignancies after marrow transplantation. Hematol Oncol Clin North Am 7(2): 417-429, 1993
14) Witherspoon RP et al: Cumulative incidence of second malignant tumors in aplastic anemia patients given marrow grafts after conditioning with chemotherapy alone. Blood 79(1): 289-291, 1992
15) Deeg HJ et al: Secondary malignancies after marrow transplantation. Exp Hematol 12(8): 660-666, 1984

乳房温存療法における
照射範囲外の低線量評価と
二次発がん

作美　明、白石憲史郎、中川恵一
東京大学医学部附属病院放射線科

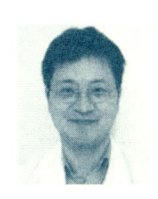

作美　明／2000年、東京工業大学にて博士（工学）の学位取得。2000年、理化学研究所ビーム物理工学研究室基礎特別研究員。2003年、欧州原子核研究機構（CERN）加速器ビーム物理グループ博士研究員。2004年、東京大学大学院工学系研究科附属原子力工学研究所助手。2007年、東京大学大学院工学系研究科原子力専攻助教。2009年、亀田総合病院医療技術部医学物理士。2010年、がんプロフェッショナル養成プラン特任助教。2012年、がんプロフェッショナル養成基盤推進プラン特任助教。

乳房温存療法における照射野外の線量をガラス線量計、Monte Carlo法を用いて求めた。線量計、Monte Carlo法により体内散乱の寄与よりこの低線量被ばくは主にリニアック構造に依存する。二次発がんリスク評価のための多臓器被ばくは物理的に検証可能であり、実臨床データからもそのリスクは極めて低く許容範囲内である。

はじめに

　　放射線治療では一般に標的線量の管理は厳密だが、照射部位から離れた臓器の評価は行われていない。原因として、現行の治療計画装置（TPS）は線量計算はビーム照射範囲で充分正確でも、標的から離れた部位では、治療装置からのプロファイルの測定範囲、かつ照射野外は計算速度の向上のため充分に考慮されておらず、信頼性が低いことがある。しかしながら治療後の二次発がんは患者の不安要素の一つであり、放射線誘発がんはICRU[1]やE. Hall[2, 3]らが長らく懸念されていた問題である。
　　とりわけ乳がん患者は若年に罹患率のピークがあって低線量被ばくの長期影響が注目される本邦においては不可避なテーマである。
　　リニアックからのビームはJawやMLCを用い、腫瘍のサイズ等にあわせて照射されるが、照射野外の線量が完全にゼロになることはない。これは

X線の高い透過率によるもので、タングステン合金であるMLC、BackupJaw、Jawの透過率はそれぞれ2％、8％、0.1％である[4]。リニアックを製造している各社ともIMRTの普及に伴い、X線の透過率の低いMLCの開発、薬事申請、普及に努めているが、それでもゼロになることはない。0.1％の透過率というのは、数学上充分な遮蔽能とみなすことができるが、例えば乳腺の治療では50Gyを局所に処方するが、照射野外では50mGy以上照射されることが推測される。古今議論されている低線量被ばくにおいて、放射線による二次発がんの影響が懸念されている領域である。

そこで我々は放射線治療時の照射野外で主に放射線感受性の高い臓器に対して、ガラス線量計（千代田テクノル社、GD-301）を用い、ランドファントムを用い実測による線量評価を行った、また実際の患者の体表に線量計をセットし測定することにより体表面における線量を評価した。更にMonteCarlo法を用いて、従来の治療計画機では計算できない照射野外の臓器に対する体内散乱線による影響を評価した。

患者と方法

　低線量測定・評価として、次のことを行った。
（1）ファントムを用いた線量測定
（2）患者体表面での線量測定
（3）Monte Carlo法を用いた計算
（4）実臨床での乳房温存療法後の二次発がんデータを解析し、被ばく影響との因果関係
を考察する。

　本院の治療装置はエレクタ社Synergy®、TPSは通常 Pinnacle3® ver9.0 (Philips)を用い、乳房温存療法、乳房削除後放射線療法（PMRT）の治療計画を作成する。

　まずランドファントム上の仮想リスク臓器（体表面として、水晶体表面、甲状腺、対側乳房・卵巣、体内として心臓・肺・肝・腎・卵巣・膀胱・直腸）にガラス線量計を装着し、乳房接線照射で1回2Gy投与し計50Gy照射の換算値を求める。ガラス線量計の読み取りは千代田テクノル社に直接依頼し、参考線量計から実線量を求めた。ランドファントム、及びガラス線量計のセットアップの図を図1に示す。ランドファントムに対する治療計画は実際の治療計画のプロトコルにそって作成した。

　次に、実際の治療患者のリスク臓器（甲状腺・対側乳房・卵巣）近傍の体

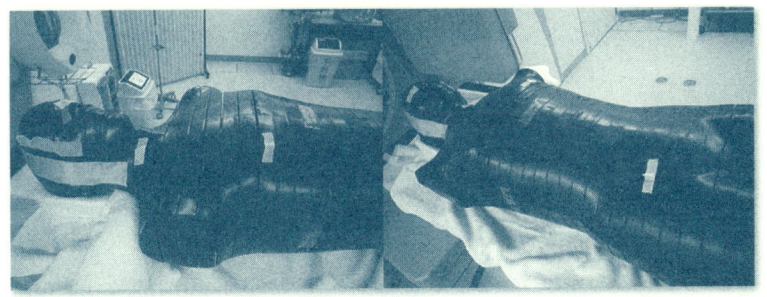

図1　ランドファントム上におけるガラス線量計のセットアップ図

表面にガラス線量計を装着して乳房に1回2Gyの照射を行い、計50Gy照射の換算値を求めた。

Monte Carlo計算においての計算では、計算アルゴリズムEGSnrc (DOSXYZnrc)[5, 6]を用いた。パラメータとして当院で乳腺治療に通常用いられているX線6MV、計算グリッドとして4×4×6mmを用いた。体内散乱の寄与のみを考慮するため、照射野外の線量はゼロという仮想的な照射ビームを設定し、低線量部分の評価を行うため、充分に統計誤差をカバーできるよう計算数を1e10とした。

結果

1. ファントム測定による照射野外重要臓器の線量、及び近傍皮膚表面線量

ファントム測定による結果を表1に示す。ランドファントムでの実験で

表1　ランドファントム上、内の線量計の読み値及び50Gy換算値

Rt Breast（乳房）			Lt Breast（鎖上付）		
測定ポイント	読取値-BG [mGy]	50Gy換算値 [mGy]	測定ポイント	読取値-BG [mGy]	50Gy換算値 [mGy]
phantom表面			phantom表面		
Rt Lens	8	192	Lt Lens	25	614
Rt Ovary	5	128	Rt Thyroid	95	2376
Lt Breast 照射野1cm外	190	4746	Rt Breast 対側、ニップル	105	2627
			Lt Ovary	6	140
phantom内に挿入					
Thyroid	11	263			
Rt Lung	39	969			
Heart	584	14602			
Liver	39	964			
Rt Kidney	8	201			
Rt Ovary	1	27			
Uterus	1	25			
Rectum	1	22			

は、右乳房温存療法、左乳房鎖骨上窩リンパ節付乳房接線照射の2つの場合で求めた。最初の右乳房温存療法では体表面の各測定点は体内の5倍(標的線量の0.2％=100mGy)程度を示し、過去のE. Hallの報告[2]のように体内散乱よりもMLCやJawからの漏洩線量や散乱線が寄与すると推測された。対側乳房の照射野より1cm外側での線量は50Gy換算で約4.7Gyであり、治療計画時での線量とほぼ一致した。肝臓、同側腎臓の線量は0.9Gy、0.2Gyと比較的高く、散乱による寄与も考えられる。卵巣、子宮、直腸の線量は約30mGy程度であり、Berrington de Gonzalezら[7]における見積50mGyであり、ファントムなどの条件の違いを考慮すると充分に近い線量である。

　鎖骨上窩リンパ節を含む場合、ビームの本数が増えるため低線量被ばくは増えるが、卵巣位置の皮膚線量の増大率は10mGy程度であり大きくない。対し、より近づくリスク臓器である同側水晶体は400mGy増加し、照射野に近傍する対側甲状腺近傍皮膚表面では50Gy換算で2Gy増加する。

2. 患者体表面での線量測定

　実臨床の患者における線量測定は対側乳頭、同側水晶体近傍・同側卵巣近傍、対側甲状腺近傍の皮膚表面にガラス線量計を設置した。実際のプランの照射野、及び線量分布を図2に示す。50Gy換算で対側乳頭で約3.5Gy、対側甲状腺で2.1Gyに対し、同側卵巣近傍では約100mGy程度と推測された。

3. Monte Carlo法を用いた計算

　Monte Carlo計算ではまず体内散乱の寄与のみを考慮するため、理想的に

測定ポイント	読取値-BG [mGy]	50Gy換算値 [mGy]
Lt Breast 照射野1cm外	139	3485
Lt Lens	20	488
Lt Ovary	4	95
Rt Thyroid	86	2146

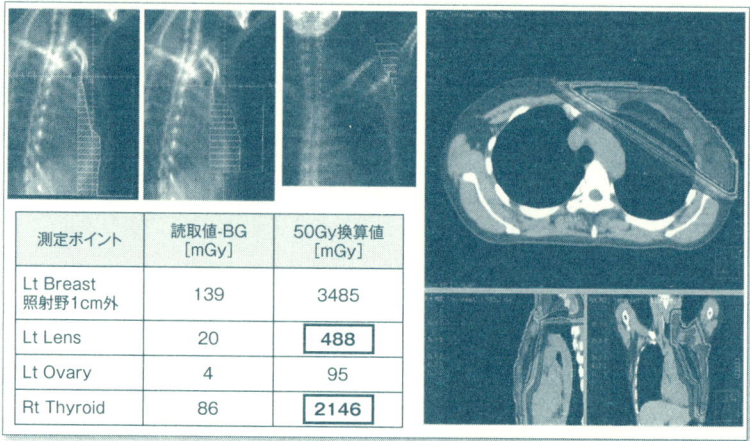

図2　臨床患者でのガラス線量計を用いて測定した体表面線量と50Gy換算値

照射野外の線量がゼロになる仮想ビームを設定し計算を行った。使用したCTは、前述の患者データを使用した。その結果を**図3、4**に示す。それぞれ乳腺に対する照射、鎖骨上窩リンパ節に対する照射の寄与を示す。計算では照射野外に対する多少の体内散乱の影響は見られるが、線量実測とは差

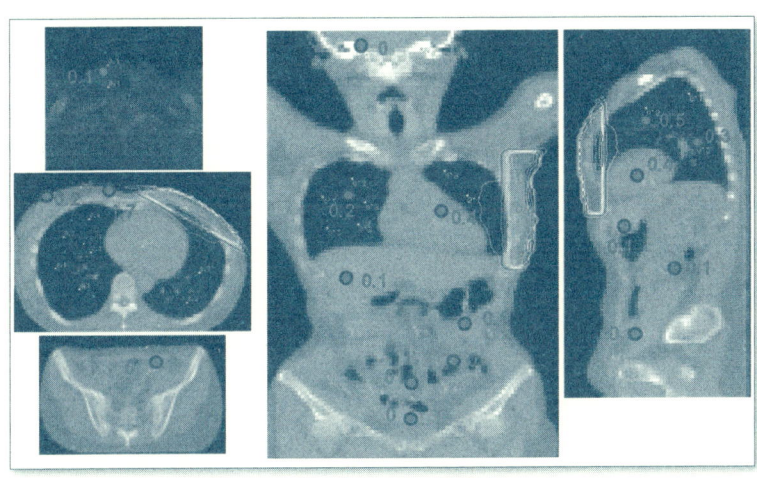

図3　Monte Carlo計算による体内散乱X線の線量分
乳腺に対する照射の寄与。MLCやJawなどによる漏れ線量の影響が考慮されないよう、照射野外の線量がゼロになる理想的な照射野を考慮した。

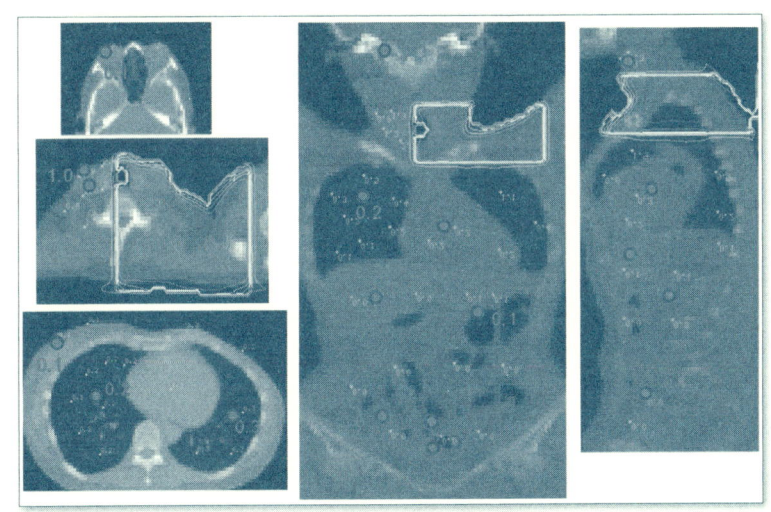

図4　Monte Carlo計算による体内散乱X線の線量分布
鎖骨上窩リンパ節に対する照射の寄与。MLCやJawなどによる漏れ線量の影響が考慮されないよう、照射野外の線量がゼロになる理想的な照射野を考慮した。

が大きく、体内散乱の寄与は、特に卵巣や膀胱への寄与はほとんどないことが示唆された。

これらの結果より、6MVのX線では体内散乱の寄与による散乱よりもMLCやJawからの漏れ線量の寄与が大きく、ファントム内での線量測定で腎臓と卵巣間に大きな線量減少が見られる。これはリニアック内のX線発生ターゲットにおけるX線の出射角度が全角で約25°程度であり、最大照射野内外で線量分布が大きく異なることが推測される。

4. 実臨床での乳房温存療法後の二次発がんデータを解析し、被ばく影響との因果関係

乳房温存手術後の放射線治療による局所再発抑制効果はClarke[8]らにより報告されていて、放射線治療がない場合、5年局所再発率は25.9％に対し放射線治療を行った場合7.3％まで制御することが可能となる。またRubino[9]らによる10年累積異時性対側乳がん(CBC)発生率は10％程度と報告されているが、当院の約1,000人の解析では、5(10)年対側乳がん発生率は1.8(5.3)％、5(10)年二次発がん発生率2.1(5.0)％と、充分に低かった。対側乳房乳頭の皮膚表面で約3Gy相当被ばくしていると予測される。広島・長崎原爆被爆者寿命調査(LSS)から求められた乳房罹患率名目リスクは1Svあたり1.121％[10]であり、これを元に予測すると対側乳房の罹患リスクは約3％と見積もられる。しかしながらBerrington de Gonzalez[11]らの報告では「二次がんのうち放射線誘発がんと推測されるのは0.5％にすぎない」と報告されている。線量線量率効果(DDREF：Dose-Dose Rate Effective Factor)を考えると充分予測される範囲であり、いずれにせよ、放射線治療を行うことによって受ける損益に比べ、利益の方が明らかに大きい。

結　論

温存乳房照射では線量計による実測とMonte Carlo計算の組み合わせで照射野外の低線量域は評価可能となる。この低線量被ばくは主にリニアック構造に依存する。二次発がんリスク評価のための多臓器被ばくは物理的に検証可能であり、実臨床データからもそのリスクは極めて低く許容範囲内である。

<文献>
1) Report 83: Prescribing, Recording, and Reporting Photon-Beam Intensity-Modulated Radiation Therapy (IMRT). Journal of the ICRU 10(1), 2010
2) Hall EJ et al: Radiation-Induced second cancers: the impact of 3D-CRT and IMRT. Int J Radiat Oncol Biol Phys 56(1): 83-88, 2003
3) Hall EJ et al: Intensity-modulated radiation therapy, protons, and the risk of second cancers. Int J Radiat Oncol Biol Phys 65(1): 1-7, 2006
4) AAPM REPORT NO. 72: Basic applications of Multileaf Collimaters. American Association of Physics in Medicine, 2001
5) Kawrakow I: Accurate condensed history Monte Carlo simulation of electron transport. I. EGSnrc, the new EGS4 version. Med Phys 27(3): 485-498, 2000
6) Kawrakow I et al: The EGSnrc code system: Monte Carlo simulation of electron and photon transport NRC Technical Report PIRS-701 v4-2-2-5 (Ottawa, Canada: National Research Council of Canada). http://www.irs.inms.nrc.ca/inms/irs/EGSnrc/EGSnrc.html
7) Berrington de Gonzalez A et al: Second solid cancers after radiotherapy for breast cancer in SEER cancer registries. Br J Cancer 102(1): 220-226, 2010
8) Clarke M et al: Effects of radiotherapy and of differences in the extent of surgery for early breast cancer on local recurrence and 15-year survival: an overview of the randomised trials. Lancet 366(9503): 2087-2106, 2005
9) Rubino C et al: Relation of risk of contralateral breast cancer to the interval since the first primary tumour. Br J Cancer 102(1): 213-219, 2010
10) ICRP Publication 103: The 2007 Recommendations of the International Commission on Radiological Protection. ICRP 37, 2007
11) Berrington de Gonzalez A et al: Proportion of second cancers attributable to radiotherapy treatment in adults: a cohort study in the US SEER cancer registries. Lancet Oncol 12(4): 353-360, 2011

CT検査による医療被ばくの
現在・過去・未来について

森下康之[*1]、伊藤恭子[*2]
[*1]東芝メディカルシステムズ株式会社CT営業部営業技術担当
[*2]東芝メディカルシステムズ株式会社CT営業部 アプリケーショングループ

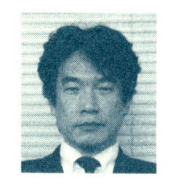

森下康之
1992年3月　工学院大学工学部電子工学科卒
1992年4月　東芝メディカル(株)(現 東芝メディカルシステムズ(株))入社

伊藤恭子
1998年3月　名古屋大学医療技術短期大学部 診療放射線技術学科卒
1998年4月　東芝メディカル(株)(現 東芝メディカルシステムズ(株))入社

　医学論文誌にCT検査を受診すると発がんのリスクが高まる、といった内容の論文が掲載され、大きな波紋が生じた。このCT装置が世に登場してから40年程度の歴史であるが、この進化は被ばく低減の歴史といっても過言ではない。1999年に登場したマルチスライスCTにより、速く、かつ薄いスライス厚の画像が収集可能となり、従来装置ではおよそ適応とされなかった検査も適応されることになった。複数回の撮影が必要であった検査も1回の撮影で完了させることで被検者への被ばくは減少する。また従来適応外であった心臓CTなども一般化されつつあり、血管撮影装置で実施される検査そのものをCTで置き換えるなど、検査トータルでの被ばく低減化も図られるようになってきた。1撮影での被ばく量を熟考することは重要であるが、病態を診断する検査全体として、いかに効率良く低被ばくが図られるかの検討もより重要となると考える。また短時間で撮影が可能となったが、短時間内に適正線量を発生させるためにX線管の出力も向上してきている。従来装置以上のX線出力も可能となったことより、ALARA(As Low As Reasonably Achievable)の基本原則に則り、診断に寄与する適正撮影条件の設定も重要項目である。
　CT画像はノイズとの戦いであり、X線量と密接な関係があるこのノイズをいかに減少させるかが被ばく低減につながる。時代とともに確立してきた新技術を装置に搭載することで、過去とは比較にならない程の低線量下でも検査が実現できる機能を有するに至った。
　今後もさらなる低被ばく条件での検査実現を目指し、最新技術を搭載した装置を世に送り出すと同時に、臨床現場でどのように生かせるのかを熟慮しながら、より臨床価値の高い検査を実施いただけるよう努力する。
　また装置取扱説明を担当するアプリケーションスペシャリストより、現在のCT装置に搭載されている最新被ばく低減技術の一例を、運用時のアドバイスと併せて紹介する。

はじめに

　2004年、英国「Lancet」誌にCT検査による被ばくが人体に影響を及ぼす可能性がある、という論文[1]が発表され大きな注目を集め、それが一般誌にまで取り上げられたことでCT被ばくそのものに関心を持たれることとなった。特にCT装置保有台数が世界一である日本において深刻な問題として捉えられ、対応に苦慮したことは記憶に新しいところである。また2011年の東日本大震災による福島第一原発事故により、さらに被ばくという言葉自体が身近になったことで、医療被ばくも同等に語られることになり、さまざまなところで問題視されることとなったのは周知である。さらに2012年にも上述「Lancet」誌より、子供の頃に受けたCT検査により将来白血病などの発症リスクが増加するという論文[2]が掲載され、より被ばくの影響に対する関心が高まっている。

　さて現在では臨床現場に広く普及しているCT装置であるが、世に登場したのはわずか40年前である。CTとはComputed Tomographyの略であるが、コンピューター進化の恩恵も受け、この間に飛躍的な進化を続けてきた。装置の各ユニットは最新技術により確実な変化を遂げ、回転速度の向上により撮影時間が短縮し、表現される画像の厚み（スライス厚）は10mmが0.5mmまで分割できるようになり、分解能が大幅に向上した。

マルチスライスCTの登場

　CTの歴史における大きな変曲点は、1999年のマルチスライスCTの登場である。従来の1回転1断面の画像生成に対し、マルチスライスCTは体軸方向（頭尾方向）に検出器列を複数持つことにより、1回転で多断面を画像化するという画期的な装置である。4列から始まり、現在では320列の検出器列を搭載している装置も稼働している。

　このような進化は、臨床現場の検査手法そのものに大きな変化を与えた。例えば胸部検査において、従来は撮影時間の問題から10mmスライス厚での通常検査で全胸部を撮影した後に、精密検査でさらに一部分を再撮影するという手法が一般的に用いられてきた。マルチスライスCTでは、精密検査の条件でも短時間撮影が可能なことから、従来の2回に分けていた検査を1回の撮影で実施することを可能とした。さらに、今までは血管撮影装置でのみ施行されていた検査もCTで撮影可能となり、適応範囲は大きく向上した。造影剤を用いることで血液の流れを追う検査や、その様態を

三次元で描出する3D-CTA（CT Angiography）という言葉も、現在では一般的に使用されている。以前はいかに被写体を動かさずに撮影するかがCT検査成功の唯一のカギであり、撮影中の動きについては検査失敗の原因となっていたが、今では常に動き続ける心臓の2～3mm径程度の冠動脈の撮影も一般的なCT検査に含まれるまでに至っている。このように、従来複数回のCT撮影が必要とされていたものが1回の撮影で完了、または血管撮影検査そのものをCTに置き換えるなど、検査トータルでの被ばくの低減も図られるようになった。

　より詳細に病態を把握することが可能となったマルチスライスCTであるが、X線透過量を画像化するというCTの基本原理に変わりはなく、X線をいかに効率良く利用するかが課題となる。

　CT画像の優劣は常にノイズとの戦いであり、検出器で受けるフォトン量が多いほどノイズが少ない、結果としてよりざらつきの少ない均一な画像を得ることができる。しかし、常にX線量を十分にかけて良い画像を得る、という構図は破棄されるべきであると考える。撮影ができる、価値があるからといってむやみにX線量を増加させるのではなく、ALARA（As Low As Reasonably Achievable）の基本原則に則り、診断に寄与する適正な条件下での検査の実施が必要と考えられる。

CT装置の被ばく線量表現

　次にCTの線量指標の表現方法について述べる。CT装置はX線診断装置と

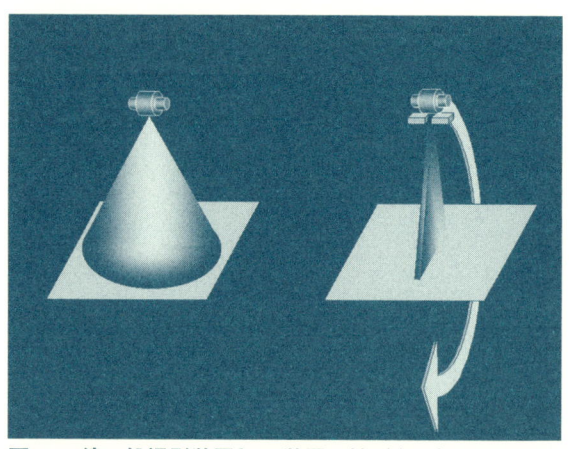

図1　X線一般撮影装置とCT装置の被ばくの違い
左：X線装置、右：CT装置。

違い、X線管が被写体周囲を回転しながら、またそのX線をコリメータで絞りながら照射をすることにより、輪切りの横断像として表現する(図1)。被ばくに関する考え方もこの構造により大きく異なる。一方向のみからの照射を計測するX線装置と、X線管が被写体の周囲を回転しながら照射する方式とを同列で評価を行うことはできない。

CT装置の場合は、CTDI(CT Dose Index)という指標を基準に数値として表現される。例えばヘリカルスキャンのように、被写体のどちらの方向からX線が照射されているかを把握することが困難な場合には、平均化することで近似して表現を行っている。CTDIの単位は吸収線量：Gyで表される。

CT撮影において被ばく線量をコントロールするという意識は、1999年発効のIEC規格によりCTDIの操作コンソール表記が義務付けられたことにより、強く喚起されることとなった。それまでの画質優先のCT検査の運用に一石を投じ、その後、順次各種被ばくに関するガイドラインが整備され、最適化が図られ現在に至っている。

CT被ばくを減少させるのは装置メーカの使命でもあり、様々な機構、仕組みを取り入れてきた(図2)。過去には、CT検査の臨床的意義を高めることに主眼が置かれ、特に画像ノイズを減らすことによるコントラスト向上に重きを置き、X線量を大きくすることで得られる効果を安易に選択してきた。しかし現在では、いかに少ない被ばく量で、いかにノイズを抑えて良い画像が得られるかが装置の重要命題である。このノイズ低減にはい

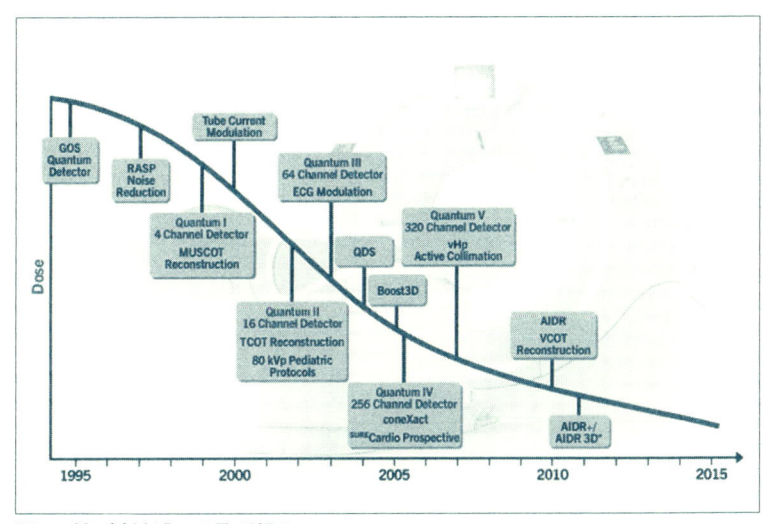

図2 被ばく低減への取り組み

くつかの方法が挙げられ、画像フィルタによるノイズ低減、Auto Exposure ControlによるX線照射中のmA可変機構、最適再構成アルゴリズムの実装、検出器性能向上、IR(Iterative Reconstruction：逐次近似応用再構成)などが順次開発、実装されてきた。CT装置の進化の歴史は、被ばく低減の歴史といっても過言ではない。

CTの被ばく低減技術の現状と展望

　現在はX線を光子として捉え、その強弱を画像化する構造であるが、被写体を透過してきたX線を各エネルギー毎に分離した粒子として捉える、フォトンカウンティングという技術が確立されつつある。実現化には大きなデバイス革新が必要ではあるが、さらに不要被ばくを低減させる仕組みを取り入れた装置開発が必須であると考える。今後も様々なアイデア、技術革新が見込まれるが、それを形にして世に送り出すことと同時に、臨床の現場でどのように生かせるかの議論を重ねながら、より低線量で臨床価値の高い検査を実施いただくことが最も重要と考える。

CT装置の被ばく低減機能について
　現在のCT装置に搭載されている最新被ばく低減技術について紹介する。

① Auto Exposure Control
　画質と被ばくのバランスを保つ上で、X線照射中にX線量を可変させる機能であるAEC機構(Volume EC)が重要な役目を果たしている。現行CT装置では、各撮影プロトコル・各スキャン毎に個別にVolume EC設定が組み込める。これにより単純と造影で、また造影の1相目と2相目で、個別にSD(Standard Deviation：標準偏差：各画素のCT値ばらつき度合いの指標)設定を行うことが可能となった。SD、というと直感的にイメージしにくいかもしれないが、ウィンドウ条件と併せて考えると理解の一助となるだろう。読影時にウィンドウ条件をWW=2,000のように広げる画像は、非常にコントラスト差がある物質を対象としているため、画像SDが大きくても診断に支障が出にくいと考えられる。例えば骨関節や肺野などがこの例にあたる。逆にウィンドウ条件をWW=100に設定して読影する画像は、淡いコントラストの物質を対象としているため、ある程度の画像SDが要求される。頭部単純CTがこの主な例である。各施設内でCT検査の被ばく低減を実施する場合、全ての撮影条件を一律に低減しようとすると、

恐らく早い段階で壁にぶつかるだろう。ぜひ読影時のウィンドウ条件や対象となる部位の大きさなどを参考に、低減するのりしろが大きい検査から順次被ばく低減を進めていただきたい。

②逐次近似応用再構成

　画像再構成アルゴリズムにおいて、従来のFiltered Back Projection法及びFeldkamp理論応用法に加え、IRを応用した再構成法が搭載された。このアルゴリズムには、ユーザ選択可能な4種類の強度を含めて16種類のテンプレートが用意されており、撮影部位や設定条件により適宜ノイズ低減処理がなされる。国内導入施設での標準的な撮影条件を元に定期的に初期条件の改定を行っているが、最新の条件では、従来同等のSD設定（基本条件にてSD＝8.0）に対し腹部単純の撮影にはAIDR3D（Mild Dose Reduction 50％）を推奨とした。これにより腹部は従来の半分の線量で撮影可能となる。さらにCTA用にはAIDR3D（Standard Dose Reduction 75％）を適応することで、腹部単純よりさらに半分、従来の1/4の被ばく線量に低減することが可能となっている。

　胸部や整形領域にも個別に条件設定を行っており、こちらは最大管電流を制御することで小焦点を用いて撮影を行い、高解像度と低被ばくを両立できる条件を推奨としている。

　これらの初期条件設定は、あくまで装置を有効に運用していただくための入り口に過ぎない。また造影検査時のSD値設定は、造影能とのバランスも検討が必要である。ぜひ装置の特性を活かいただき、各施設にあったバランスの取れた撮影条件の構築を、現場スタッフの皆様にお願いしたい。

③ポジショニング

　近年のコンピューター技術の躍進に支えられ、急激に技術向上したCT装置だが、被ばく低減にはポジショニングの重要性も決して忘れてはならない項目である。

　どのメーカのCT装置も、X線管の下にウェッジ（ボウタイフィルタ）が設置されており、ファン角方向に見た際に回転中心が最もX線強度が強くなるような構造となっている。つまり、中心に被写体がポジショニングされた際に最も効率が良い構造となっている。見逃されがちだが、頭部撮影時に架台を傾けて撮影を行うと、撮影断面がオーバーラップすることになるため、被ばく量が増加する。最大チルト設定を行うと約13％の被ばく増加となるケースもある。被ばく低減は、現場スタッフの皆様の日々の小

さな努力の積み重ねがあってこそ、初めて達成される。これは今も昔も、恐らく将来も、変わりがないのではないだろうか。

<文献>
1) Berrington de Gonzalez A et al: Risk of cancer from diagnostic X-rays: estimates for the UK and 14 other countries. Lancet 363 (9406): 345-351, 2004
2) Pearce MS et al: Radiation exposure from CT scans in chikdhood and subsequent risk of leukaemia and brain tumours: a retrospective cohort study. Lancet 380(9840): 499-505, 2012

索 引

あ行

IARC-15カ国調査　80
IAEA(国際原子力機関)　48, 49, 53
ICR(国際放射線医学会)　52
ICRP(国際放射線防護委員会)　30, 53, 76, 88, 101
IPEHCA(International Programme on the Health Effect of the Chernobyl Accident)　48
RR(相対リスク)　78
ERR(過剰相対リスク)　42, 77
飯舘村　30, 134
EAR(過剰絶対リスク)　78
ECRR(欧州放射線リスク委員会)　27, 101
Ichiban計画　40
医療被ばく　20, 92, 159
ウォール・ストリート・ジャーナル　13
宇宙被ばく　20
宇宙放射線　69
AHS(成人健康調査)　38, 44
ABCC(Atomic Bomb Casualty Commission)　38, 45, 76
LSS(寿命調査)　36
LNT(直線しきい値なしモデル)　29, 42, 56, 59, 77, 78
オックスフォード小児がん調査　93

か行

外部被ばく　26, 68, 80, 96
核実験フォールアウト　72
確定的影響　84, 91
確率的影響　56, 91
カリウム　71
カリウム40　17
がん検診　17
がん検診受診率　25
韓国　24
がん保険　25
急性放射線障害　50
緊急時被ばく状況　54
空間線量　19, 22
クライシスコミュニケーション　128
グリンピース　27
ケアコミュニケーション　128
計画被ばく状況　54
原子力被災者等の健康不安対策に関するアクションプラン　128
現存被ばく状況　54, 76
原爆　28, 36
原爆被爆者調査　38
公衆被ばく　54, 73
公衆被ばく限度　76
後障害　36, 37
甲状腺がん　23, 24, 48, 49, 50, 94, 96, 102, 105, 122
国民皆保険制度　21
国民線量　20, 67
コーデックス委員会　118
コンセンサスコミュニケーション　128

さ行

サイエンス・メディアセンター　126
笹川記念保健協力財団　48
サーミ人　103
参考線量バンド　76
暫定規制値　28, 114
しきい値　29
自然被ばく　18, 20
自然放射線　68, 69
実効線量(effective dose)　56, 57
CT　20, 159
CTの被ばく低減技術　162
シーベルト　23, 57
寿命調査　77
小児　23
小児の被ばく　95
職業被ばく　54, 72
食品安全情報ネットワーク　126
食品汚染　115
新基準値　118
ストロンチウム　23
生活習慣　15, 16
セシウム　21, 23, 26, 27, 47, 49, 72, 96, 115
セシウム134　23, 96, 101
セシウム137　23, 49, 96, 101
全身照射(TBI)　145
先天異常　92
線量換算係数　101
線量限度　20
線量・線量率効果係数　87
線量評価　152
早期発見　15, 17

た行

大気圏核実験　23, 72
胎内被ばく　93
武雄市　33, 140
武雄市タウンステイ構想　140
タバコ　15, 16, 71
WHO(世界保健機関)　48, 49
チェルノブイリ　23, 31, 46, 62, 96, 102
チェルノブイリ笹川医療協力プロジェクト　48
チェルノブイリ膀胱炎　104
畜産　116
チーム武雄　142
チーム中川　8
治療計画装置(TPS)　151
"鎮守の森"構想　143
ディジーズ・デバイド(がんの格差)　13
低線量被ばく　29, 84
DDREF(線量・線量率効果係数)　87
テチャ川　102
電離放射線　27
等価線量　24
Tondel論文　105

な行

内部被ばく　26, 27, 49, 70, 80, 96, 101, 107
長崎　28, 37, 76
二次発がん　145, 151
乳がん　96, 151
乳房温存療法　151

は行

バイスタンダー効果　88
発がんの感受性　94

白血病　　50, 95, 103, 105	緑の党　　27, 101
晩期障害　　145	メディア情報検証学術研究会　　126
BSS（基本防護基準）　　53	メディア情報のウソ　　122
避難によるマイナス　　31	メディア・ドクター　　126
被爆二世　　39, 45	メディアのメディア　　125
被ばく量反応関係　　41	MonteCarlo法　　152

や行

広島　　28, 32, 36, 76	
福島第一原発事故　　21, 47	UNSCEAR（国際連合科学委員会）　　49, 53, 77
福島民報　　26	ヨウ素　　23, 26, 47, 96, 115
FOOCOM　　126	ヨウ素131　　23, 46, 47, 96, 101, 102
ベクレル　　23	

ら行

Petkau効果　　79	
放射性物質　　23	ランドファントム　　152
放射線　　23	リスクコミュニケーション　　128, 137
放射線影響研究所　　38	老化　　14
放射線治療　　145, 151	労働安全衛生法　　21
放射能　　23	Romanenko論文　　104
ホールボディーカウンター　　107, 139	

ま行

慢性影響　　44

◎編著
中川恵一
<略歴>
1960年生まれ。東京大学医学部医学科卒業後、1985年東京大学医学部放射線医学教室入局。社会保険中央総合病院放射線科、東京大学医学部放射線医学教室助手、専任講師を経て、現在、東京大学医学部放射線医学教室准教授。2003年より東京大学医学部附属病院緩和ケア診療部長（兼任）。この間スイス Paul Sherrer Instituteへ客員研究員として留学。英文論文などによる学術発表の他、患者/一般向けの啓蒙活動にも力を入れている。著作には、「がんのひみつ」、「死を忘れた日本人」、「放射線医が語る 被ばくと発がんの真実」（近著）など多数。毎日新聞で、コラム「がんの時代を暮らす」、週刊新潮で、「がんの練習帳」を連載中。

低線量被ばくKEY BOOK

2012年11月30日　第1版第1刷発行

編　著…………中川恵一
発行者…………黒沢次郎
発行所…………株式会社 メディカルアイ
　　　　　〒171-0022　東京都豊島区南池袋3-18-43
　　　　　　　　　　内山ビル3F
　　　　　　TEL：03-5956-5737　FAX：03-5951-8682
印刷・製本……シナノ印刷株式会社

本書の内容の一部あるいは全部を無断で複写複製（コピー）することは、法律で定められた場合を除き、著作者および出版社の権利の侵害となります。複写複製する場合はあらかじめ小社まで許諾を求めてください。

ⒸPublished by Medical Eye Co.,Ltd.,Tokyo
Printed in Japan
ISBN 978-4-86291-088-2 C3347 ¥2667E